Hans Wagner

Hausapotheke
Heilende Öle

Anwendungen mit Teebaumöl, Schwarzkümmelöl, Lavendelöl und weiteren Heilölen. Rezepte für Cremes, Heilessenzen, Bäder, Massageöle und Inhalationen

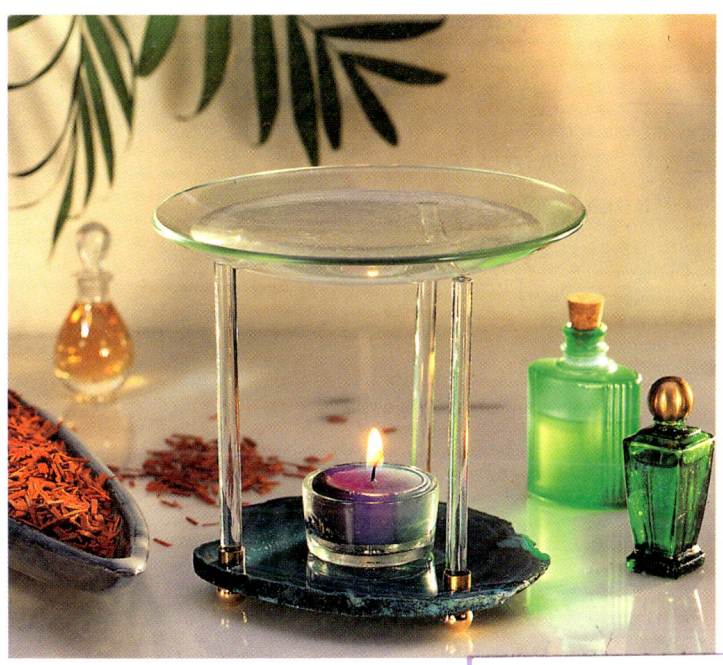

LUDWIG

Inhalt

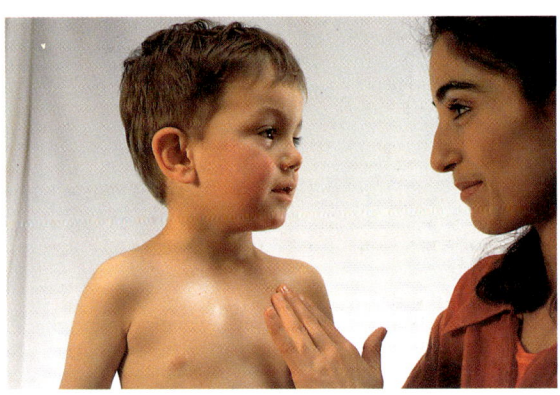

Ätherische Öle können auch bei Kindern eingesetzt werden.

Heilende Öle für die Hausapotheke — 4
Richtig umgehen mit ätherischen Ölen — 4

Die Anwendungen von A bis Z — 8

Abschürfungen — 8
Abszess — 8
Akne (unreine Haut, Mischhaut) — 8
Allergien — 9
Angst — 9
Antriebsschwäche — 10
Arthritis — 11
Asthma bronchiale — 11
Augenbeschwerden — 12
Ausfluss — 12
Ausschlag — 12
Bauchschmerzen — 13
Beinschmerzen — 13
Besenreiser — 14
Blähungen — 14
Blasen — 15
Blasenentzündung — 15
Blaue Flecken — 16
Blutdruck, hoher — 16
Blutdruck, niedriger — 17
Bluterguss — 18
Brandwunden — 18
Brechreiz — 19
Bronchitis — 19
Candidainfektionen — 20
Depressive Verstimmung — 21
Dermatitis — 22
Diabetes mellitus — 22
Durchblutungsstörungen — 23
Durchfall — 23
Ekzeme — 23
Entgiftung — 24
Entschlackung — 24
Entspannung — 24
Entzündungen — 25
Erkältungskrankheiten — 26
Erschöpfung — 27
Falten — 28
Fettige Haut — 28
Fettleibigkeit/Korpulenz — 28
Fieber — 29
Frostbeulen — 29
Furunkel — 29
Fußpilz — 30
Fußschweiß — 30
Gerstenkorn — 31
Gicht — 31
Grippe — 32
Gürtelrose — 33
Haarprobleme — 33
Hämorrhoidalleiden — 34
Halsschmerzen — 34
Harnröhrenentzündung — 35
Hautentzündungen — 35
Hautparasiten — 36
Hautpflege allgemein — 36
Hautpilz — 37
Heiserkeit — 37
Herpes labialis — 38
Herpes genitalis — 38
Herzklopfen — 39
Heuschnupfen — 39
Hitzewallungen — 40
Hornhaut — 40
Husten — 40
Impotenz — 41
Immunschwäche — 41
Insektenstiche — 42
Ischiasbeschwerden — 42
Juckreiz — 43

Inhalt

Katerbeschwerden	43
Keuchhusten	44
Kolik	44
Konzentrationsschwäche	45
Kopfhautspannung	46
Kopfschmerz	47
Krampfadern	48
Krätze	49
Kummer	50
Läuse	50
Lippenherpes	51
Magenverstimmung	51
Mandelentzündung	52
Masern	53
Menstruationsbeschwerden	54
Migräne	56
Milchschorf	56
Mittelohrentzündung	57
Müdigkeit	58
Mundentzündung	58
Mundgeruch	59
Muskelkater	60
Muskelverspannungen	60
Nagelbettentzündung	61
Narben	62
Nase, verstopfte	62
Nebenhöhlenentzündung	62
Nervenschmerzen	64
Nervöse Erschöpfung	64
Neuralgie	65
Neurodermitis	66
Nierenentzündung	66
Nierensteine	66
Ödeme	67
Ohrenschmerzen	68
Parodontose	68
Periodenbeschwerden	69
Prämenstruelles Syndrom	70
Pickel	70
Pilzerkrankungen	71
Pollenallergie	71
Prellungen	72
Prüfungsangst	73
Reisefieber	73
Reizbarkeit	73
Rheumatische Beschwerden	73
Rissige Haut	74
Rückenschmerzen	75
Scheidenpilz	77
Scheide, trockene	77
Schlafstörungen	78
Schnittwunden	79
Schnupfen	79
Schüttelfrost	81
Schuppen	81
Schuppenflechte (Psoriasis)	82
Schwangerschaftsstreifen	84
Schwindelgefühl	84
Schwitzen, übermäßiges	85
Sexuelle Unlust	86
Sodbrennen	87
Sonnenbrand	88
Soormykose	88
Stress	88
Trockene Haut	89
Übelkeit	90
Vegetative Dystonie	90
Verbrennungen	90
Verspannungen	91
Verstauchungen	92
Verstopfung	92
Warzen	93
Weißfluss	93
Windpocken	93
Zahnfleischentzündung	93
Zahnschmerzen	94
Zellulite	94
Über dieses Buch	95
Register	96

Auch Johanniskraut liefert ein besonders heilkräftiges Öl.

Heilende Öle für die Hausapotheke

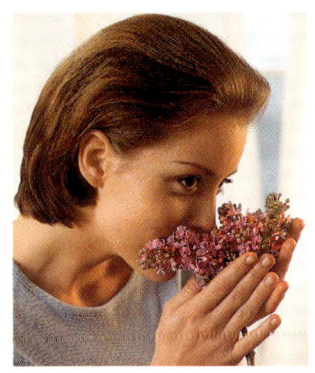

Duftende Öle sind eine Wohltat für Körper und Seele.

Richtig umgehen mit ätherischen Ölen

Ätherische Öle sind hoch konzentrierte Duftstoffe, die Pflanzen in ihren Blüten, Blättern, Samen, Fruchtschalen oder auch in der Rinde und in den Wurzeln bilden. Richtig angewendet, entfalten sie Heilkräfte, die man gegen zahlreiche Beschwerden und Krankheiten erfolgreich einsetzen kann. Dabei wirken sie auf zweifache Weise:
▶ Über den Geruchssinn, der eng mit dem vegetativen Nervensystem verbunden ist und unser seelisch-geistiges Befinden stark beeinflusst.
▶ Über die Haut, von der sie besonders gut aufgenommen und rasch ins Gewebe und zu den Organen weitergeleitet werden.

Einkauf und Lagerung

Viele ätherische Öle sind äußerst aufwändig in der Gewinnung und deshalb ziemlich teuer. Ganz besonders gilt das für viele Blütenöle, wie z. B. Rose, Neroli oder Jasmin, für die ungeheure Pflanzenmassen verarbeitet werden müssen, um kleinste Mengen Öl zu extrahieren. Daher werden ätherische Öle oft synthetisch nachgeahmt oder mit billigeren Ölen »gestreckt«. Für Heilanwendungen kommen aber nur naturreine Öle infrage! Kaufen Sie sie in Apotheken, Reformhäusern und Naturkostläden, wo Sie ausführlich beraten werden.
▶ Wichtig ist die Angabe »100 % reines ätherisches Öl«. »Parfümöl« oder »naturidentisch« bezeichnen synthetische Öle.
▶ Bewahren Sie die Öle in kleinen dunklen Glasfläschchen auf, sie sind empfindlich gegen Licht, Wärme und Sauerstoff.
▶ Die meisten Öle sind jahrelang haltbar, nur Zitrusöle sollten innerhalb eines Jahres verbraucht werden.

Starke Düfte sollten sparsam eingesetzt werden. Das gilt beispielsweise für Jasmin, Benzoe, Cajeput, Koriander, Lorbeer, Wacholder, Zeder und Zypresse. Ganz besonders aber für Ylang-Ylang. Der Name dieses Öls, der von einem kleinen tropischen Baum kommt, bedeutet Blume der Blumen. Der Duft ist sehr schwer und süß.

Tipps für die Anwendung

Aromaöle sind nicht fettig, sondern verdunsten rasch an der Luft, ohne sichtbare Rückstände zu hinterlassen. In Wasser sind sie nicht löslich, sondern schwimmen als Tröpfchen auf der Oberfläche. Daher braucht man in der Regel für die Anwendungen im Rezeptteil eine fettige bzw. emulgierende Trägersubstanz, wie z. B. hochwertige Pflanzenöle, Sahne oder Honig, um die ätherischen Öle zu verdünnen und damit sie sich besser in Wasser verteilen.

Manche Öle, z. B. Vetiver, sind zu zähflüssig, um tropfenweise entnommen zu werden. Man muss sie mit einem Glasstäbchen aus der Flasche holen und zum Verdampfen in der Duftlampe in etwas Alkohol (70 Prozent) auflösen, bevor man sie in das Wasserschälchen gibt. Sonst bleiben sie am Boden haften und können nicht verdunsten.

Bei einigen Rezepten werden die Aromaessenzen auch mit Hydrolaten verdünnt, die bei der Wasserdampfdestillation ätherischer Öle entstehen und neben Wasser auch Spuren des Aromaöls sowie die wasserlöslichen Bestandteile der Pflanze enthalten. Die bekanntesten sind Rosen- und Orangenblütenwasser.

Die Wirkung nicht unterschätzen

Zwei wichtige Grundregeln für den Umgang mit ätherischen Ölen:
▶ Nie innerlich anwenden bzw. einnehmen!
▶ Nie unverdünnt auf Haut, Schleimhaut oder in die Augen bringen!

Von diesen Regeln gibt es einige seltene Ausnahmen, die Sie bei den Heilanwendungen finden werden. Von eigenen Experimenten ist abzuraten, weil die konzentrierten Wirkstoffe der Öle bei unsachgemäßem Gebrauch ernste Beschwerden und üble Hautreizungen hervorrufen können. Daher müssen die Essenzen auch kindersicher aufbewahrt werden.

Ätherische Öle werden sehr sparsam eingesetzt, für die meisten Anwendungen reichen wenige Tropfen. Halten Sie sich an die in den Rezepten angegebenen Dosierungen, denn für Aromaöle gilt nicht die Devise: »Viel hilft viel«.

Bei Mischungen verschiedener Aromaöle ist zu beachten: Ätherische Öle verstärken gegenseitig ihre Wirksamkeit. Das ist ein weiterer wichtiger Grund dafür, warum sie nur selten pur eingesetzt werden.

In den Rezepten sind nur ätherische Öle angegeben, die bei richtiger Dosierung unbedenklich verwendet werden können. Dennoch sollte man folgende Warnhinweise berücksichtigen:

▶ *Erhöhen die Lichtempfindlichkeit der Haut:* Zitrusöle, besonders Bergamotte, aber auch Limette, Zitrone, Orange, Petitgrain, Angelika, Johanniskraut

▶ *Können empfindliche Haut eventuell reizen:* Zitrusöle, Angelika, Anis, Cajeput, Eukalyptus, Koriander, Pfefferminze, Niaouli, Pfeffer, Thymian, Zimt

▶ *Nicht für Schwangere geeignet:* Angelika, Anis, Basilikum, Estragon, Fenchel, Muskatellersalbei, Pfefferminze, Rosmarin, Wacholder, Lorbeer

▶ *Können den Blutdruck steigern:* Rosmarin, Salbei, Thymian

Teebaum – der Star unter den Heilölen

Es gibt eine ganze Fülle von Pflanzen (rund 300) in der Familie der Myrtengewächse, die Teebaum heißen. Einige von ihnen haben sich als besonders heilkräftig erwiesen.

▶ *Melaleuca alternifolia aus Australien:* das echte Teebaumöl. Besonders hochwertige Teebaumöle enthalten unter fünf Prozent Cineol und können unverdünnt auf der Haut angewandt werden.

▶ *Manuka:* die neuseeländische Teebaumvariante. Es wirkt wie das australische Teebaumöl, vor allem gegen Bakterien, Viren und Pilze. Haut und Schleimhäute vertragen Manukaöl zudem sehr gut.

▶ *Kanuka:* noch ein Teebaum aus Neuseeland. Er blüht weiß und liefert ein sehr streng riechendes Öl. Es eignet sich am besten für Ölmischungen.

▶ *Cajeput:* Dieser Baum wird auch als weißer Teebaum bezeichnet, weil der Stamm eine auffallend weiße, poröse Rinde hat. Sein Öl ist ein gutes Mittel bei Fieber und Erkältung.

▶ *Niaouli:* aus Australien und Tasmanien. Das Öl enthält sehr viel Cineol, weshalb es vor allem in Mischungen angewandt wird. Es riecht etwas süßlicher als andere Teebaumöle, nämlich nach Kampfer und Eukalyptus, und ist für die Duftlampe geeignet.

Bei den Ureinwohnern Neuseelands wird das Manukaöl seit Menschengedenken als Heilmittel verwendet. Im Gegensatz zum australischen Teebaum, der immerhin über sieben Meter hoch wird, ist der Manuka nur ein Busch. Er hat kleine, spitze Blätter und helle Blüten.

Wissenswertes über Heilöle

Wie die ätherischen Öle wirken

Öl	Körperlich	Geistig-seelisch	Auf der Haut
Bergamotte	Antiseptisch, fiebersenkend, entkrampfend, verdauungsanregend	Antidepressiv, ausgleichend, aufmunternd	Reinigend, antiseptisch, adstringierend
Eukalyptus	Antiseptisch, schleimlösend, krampflösend, fiebersenkend, blutreinigend, stärkend	Konzentrationsfördernd, anregend	Antiseptisch, regenerierend, desodorierend
Fenchel	Verdauungsfördernd, schleimlösend, krampflösend	Entspannend, beruhigend	Durchblutungsfördernd, straffend
Geranium	Antibakteriell, wundreinigend, schmerzlindernd, adstringierend	Antidepressiv, beruhigend, harmonisierend, phantasieanregend	Gegen entzündete, gereizte Haut, gegen Akne
Gewürznelke	Antibakteriell, schmerzstillend, adstringierend, stärkend	Aphrodisierend	Antibakteriell, wundheilend
Kamille	Fiebersenkend, schmerzstillend, krampflösend	Beruhigend, entkrampfend	Antibakteriell
Lavendel	Antiseptisch, krampflösend, schmerzlindernd, herzstärkend, schlaffördernd, blutdrucksenkend	Beruhigend, ausgleichend, aufbauend	Erfrischend, reinigend, insektenabweisend, stark antibakteriell, heilend, entstauend
Orange	Fiebersenkend, desinfizierend, herzstärkend, anregend	Erheiternd, ausgleichend, erwärmend, sinnlich	Beruhigend, aufbauend, entstauend
Rose	Antiseptisch, adstringierend, menstruationsfördernd, wundheilend, kühlend, krampflösend	Ausgleichend, sinnlich, antidepressiv	Klärend, erfrischend, adstringierend
Rosmarin	Antiseptisch, krampflösend, anregend, herzstärkend, leberstärkend, blutdrucksteigernd, blutzuckersenkend	Aufrichtend, belebend, bewusstseinsstärkend	Heilungsfördernd, antiseptisch
Thymian	Krampflösend, antiviral, appetitfördernd, desinfizierend	Aufbauend, nervenstärkend, konzentrationsfördernd	Antiseptisch, wundheilend, entgiftend
Wacholder	Desinfizierend, entgiftend, krampflösend, blutreinigend	Nervenstärkend, konzentrationsfördernd	Entschlackend, heilungsfördernd, anregend, reinigend
Weihrauch	Antibakteriell bei tiefer Einatmung	Beruhigend, ausgleichend, entspannend	Hautglättend, beruhigend, pflegend
Ylang-Ylang	Potenzsteigernd	Sinnesstimulierend, ausgleichend, beruhigend	Haarwuchsfördernd
Zimtrinde	Antibakteriell, krampflösend, verdauungsfördernd, magenstärkend	Nervenstärkend, wärmend, kreativitätssteigernd	Antiparasitär, durchblutungsfördernd
Zitrone	Antibakteriell, säureneutralisierend, fiebersenkend	Klärend, anregend, konzentrationsfördernd	Stark antibakteriell, straffend, desinfizierend, entschlackend

Die Anwendungen von A bis Z

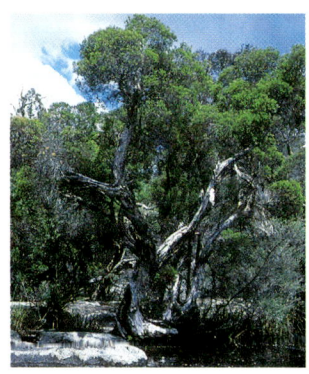

Der Teebaum liefert ein besonders wirksames Heilöl.

Abschürfungen

▶ **Direkte Anwendung**
Zutaten: 1 Tropfen Teebaum
Anwendung: Die Wunde mit dem Öl betupfen. Es wirkt gegen Bakterien, Pilze und Viren.

Abszess

▶ **Direkte Anwendung**
Zutaten: 1 Tropfen Kamille, Lavendel oder Teebaum
Anwendung: Den Abszess mit einem der Öle betupfen oder das Öl ganz sanft einmassieren.

▶ **Badezusatz und Umschlag**
Zutaten: 10 Tropfen Kamille, Lavendel oder Teebaum, 1 EL Honig
Anwendung: Das jeweilige Öl mit Honig mischen und ins maximal 38 °C warme Badewasser geben.
Ebenso lassen sich die Öle für Auflagen verwenden. Auf ein feuchtes Tuch träufeln, auflegen und mit einer Binde fixieren.

Akne (unreine Haut, Mischhaut)

▶ **Direkte Anwendung**
Zutaten: 1 Tropfen Kamille, Lavendel, Teebaum, Pfefferminze oder Schwarzkümmel
Anwendung: Die Pickel mit einem der Öle betupfen.

▶ **Waschzusatz und Gesichtsdampfbad**
Zutaten: 6 Tropfen Kamille, Lavendel, Teebaum, Pfefferminze oder Schwarzkümmel, 1 EL Sahne, 1 l Wasser

Tägliche Hautpflege, eine ausgewogene Ernährung (viel Gemüse, Obst und Vollkornprodukte), die Vermeidung von Hautreizungen (nicht kratzen und drücken!) und verminderter Tabak- und Alkoholkonsum vermögen Akne zwar nicht zu heilen, aber dennoch zu lindern. Schuld an ihr sind wahrscheinlich Störungen im Hormonhaushalt.

Anwendung: Das jeweilige Öl mit der Sahne verrühren, in das lauwarme Wasser geben und als Waschzusatz verwenden. Für ein Gesichtsdampfbad das Öl in heißes Wasser einrühren.

▶ **Stärkung von innen**
Zutaten: Schwarzkümmelöl oder -kapseln
Anwendung: Dieses Öl kann auch innerlich angewendet werden. Dazu 3-mal täglich 20 bis 25 Tropfen oder 3-mal 2 Kapseln Schwarzkümmelöl (aus dem Reformhaus oder der Apotheke) einnehmen.

Allergien

▶ **Inhalation und Badezusatz**
Zutaten: 6 Tropfen (Inhalation) oder 15 Tropfen (Vollbad) Melisse oder Lavendel, 50 ml Sahne
Anwendung: Zum Inhalieren Öl in heißes Wasser geben. Als Badezusatz Öl mit Sahne verrühren und gut im warmen Wasser verteilen.

▶ **Für die Kleiderwäsche**
Zutaten: Teebaum
Anwendung: Das Öl als Waschmittelzusatz verwenden. Dazu 50 Tropfen auf 1/2 Liter warmes Waschwasser oder direkt in die Waschmaschine geben. Teebaumöl tötet Hausstaubmilben ab.

▶ **Kur zur Harmonisierung des Immunsystems**
Zutaten: Schwarzkümmelöl oder -kapseln
Anwendung: 3-mal täglich 20 bis 25 Tropfen oder 3-mal 2 Kapseln zur Harmonisierung des Immunsystems einnehmen.

Pollenallergiker sollten besonders im Sommer einige Regeln beachten: Gegenden meiden, in denen der Pollenflug besonders stark ist, das Autofenster bei Fahrten durch die Natur geschlossen halten – am besten einen Pollenfilter einbauen lassen. Keine Blumen und Gräser in der Vase zu Hause. Das Schlafzimmerfenster ab morgens um vier Uhr schließen.

Angst

▶ **Aromatherapie**
Zutaten: Jasmin oder Lavendel, 50 ml Mandelöl (Massage), 50 ml Sahne oder 1 EL Honig (Bad)
Anwendung: Beide Öle sind geeignet für die Duftlampe, zur Massage und als Badezusatz. Dosierung: 6 Tropfen für die Duftlampe, 15 bis 20 Tropfen auf 50 Milliliter Mandelöl für die Massage oder bis zu 20 Tropfen in Sahne oder Honig verrührt für ein Vollbad.

Grapefruitöl beflügelt die Sinne und kann sogar euphorisierend wirken, weshalb es auch solo ein guter »Aufheller« an dunklen, depressiv gestimmten Tagen ist. Viele geistig arbeitende Menschen benutzen es in der Duftlampe, wenn sie Inspirationen brauchen.

▶ **Beruhigendes Vollbad**
Zutaten: 1 Tropfen Angelika, 2 Tropfen Geranie, 3 Tropfen Lavendel, 5 Tropfen Bergamotte, 1 EL Honig oder 100 ml Sahne
Anwendung: Die ätherischen Öle in dem Honig oder der Sahne gut verrühren und einem Vollbad (Wassertemperatur maximal 38 °C) zugeben. Badezeit: ungefähr 10 bis 15 Minuten.

Antriebsschwäche

▶ **Aromatherapie**
Zutaten: 1 Tropfen Wacholder, 1 Tropfen Nadelholzöl (Kiefer), 4 Tropfen Lavendel, 2 Tropfen Grapefruit
Anwendung: In der Duftlampe verdampfen lassen.

▶ **Anregendes Bad**
Zutaten: 5 Tropfen Grapefruit, 2 Tropfen Kreuzkümmel, 5 Tropfen Koriander, 7 Tropfen schwarzer Pfeffer, 100 ml Sahne
Anwendung: Öle mit der Sahne verrühren und dem Badewasser zusetzen. Badetemperatur maximal 38 °C, Badezeit: 10 Minuten.

▶ **Wohltuende Massage**
Anwendung: Die gleichen Öle und Mengen wie beim Badezusatz in 50 Milliliter süßes Mandelöl mischen. Von den Füßen beginnend bis zum Hals mit sanften Streichbewegungen einmassieren.

Wurzeln gegen die Angst

▶ Baldrian dämpft Unruhe und nervöse Angstzustände. Aus Baldrianwurzeln kann man sich selbst einen Tee herstellen. Dazu 1 gehäuften Teelöffel mit 1 großen Tasse Wasser kalt ansetzen, aufkochen und 10 Minuten lang ziehen lassen. Einfacher geht es mit Baldriantropfen aus der Apotheke. Sie sind auch als Badezusatz geeignet.

▶ Kava-Kava, die Wurzeln einer Pfefferart aus der Südsee, enthalten beruhigende Stoffe, die aber schwer löslich sind. Ein Teeaufguss ist daher nicht zu empfehlen. Fertige Kava-Kava-Präparate gibt es in der Apotheke. Sie sind sehr gut bei Prüfungsangst geeignet, weil sie die Unruhe, nicht aber die geistige Leistungsfähigkeit dämpfen.

Was sonst noch hilft

Weitere aufmunternde Öle gegen Antriebsschwäche sind Ingwer, Kardamom, Limette, Thymian und Zitrone. Von jedem Öl 1 bis 2 Tropfen in die Duftlampe geben und verdampfen lassen. Oder: 3 Tropfen von jedem Öl mit 1 Esslöffel Honig verrühren und ins heiße Vollbad geben. Anschließend kalt abduschen.

Arthritis

▶ **Lindernde Massage und Umschlag**
Zutaten: je 3 Tropfen Eukalyptus, Ingwer, Kamille, Rosmarin und schwarzer Pfeffer, 100 ml Mandel- oder Olivenöl
Anwendung (Massage): Alle Zutaten miteinander verrühren, vorsichtig die schmerzenden Stellen massieren.
Anwendung (Umschlag): Auf ein feuchtes Tuch (je nach Verträglichkeit kalt oder warm) träufeln, auflegen oder als Wickel umbinden. Wärme- oder Kältequelle (Wärmflasche/Eisbeutel) darauf packen und mindestens 1 Stunde lang einwirken lassen.

▶ **Badezusatz**
Zutaten: je 3 Tropfen Eukalyptus, Ingwer, Kamille, Rosmarin und schwarzer Pfeffer, 100 ml Sahne
Anwendung: Öle in der Sahne verrühren und in 40 °C warmes Badewasser geben. Badezeit: etwa 15 Minuten.

▶ **Antischmerzbad**
Zutaten: 15 Tropfen Teebaum, 1 EL Honig
Anwendung: Teebaum mit Honig verrühren und gut im warmen Badewasser verteilen. Badezeit: etwa 15 Minuten.

> Entzündliche Gelenkbeschwerden wie die Arthritis können gelindert werden, wenn man den Fleisch- und Fettkonsum reduziert und möglichst ganz auf Zucker verzichtet. Dafür sollten Sie mehr Obst und Gemüse essen. Und: Übergewicht belastet die Gelenke und sollte abgebaut werden.

Asthma bronchiale

▶ **Inhalation**
1. Zutaten: 10 Tropfen Schwarzkümmelöl
2. Zutaten: je 1 Tropfen Eukalyptus, Pfefferminze, Salbei, Teebaum
Anwendung: Öl oder Ölmischung in 1 Liter heißes Wasser geben, für 10 Minuten unter einem Handtuch inhalieren.

▶ **Asthmabad**

Zutaten: je 3 Tropfen Schafgarbe, Zeder, Zypresse, Mandarine und Hopfen, 100 ml Sahne

Anwendung: Öle in die Sahne einrühren, ins 36 °C warme Vollbad geben. Badezeit: 12 Minuten. Tief und ruhig atmen. Die ätherischen Düfte der Öle wirken entkrampfend und schleimlösend.

Augenbeschwerden

▶ **Kühlende Auflage**

Zutaten: Wattepads, Rosenhydrolat

Anwendung: Die Pads mit einigen Tropfen des Hydrolats tränken und auf die geschlossenen Augen legen. Das kühlt angenehm und erfrischt die gereizte oder überanstrengte Augenbindehaut. Die Anwendung mehrfach wiederholen.

Die Entfernung von Glas- oder Metallsplittern aus dem Auge gehört unbedingt in die Hand eines Facharztes. Denn das Auge kann äußerst leicht infiziert werden, außerdem können Kratzer auf der Hornhaut Narben entstehen lassen, die das Sehvermögen erheblich beeinträchtigen können.

Ausfluss

▶ **Spülung**

Zutaten: 2 bis 4 Tropfen Manuka, 1 l handwarmes Wasser

Anwendung: Manuka (sehr gut schleimhautverträglich) im Wasser gründlich verrühren, 1-mal täglich als Scheidenspülung oder Sitzbad anwenden.

▶ **Reinigendes Vollbad**

Zutaten: je 6 Tropfen Manuka und Teebaum, 1 EL Johanniskrautöl

Anwendung: Die Öle vermischen, ins Badewasser geben. Bei 38 °C etwa 15 Minuten lang baden.

Ausschlag

▶ **Heilendes Bad**

Zutaten: je 5 Tropfen Kamille, Ringelblume und Teebaum, 100 ml Sahne

Anwendung: Öle mit der Sahne verrühren und ins Badewasser geben. Bei 38 °C etwa 20 Minuten lang baden.

▶ **Massage**

Zutaten: je 4 Tropfen Kamille, Ringelblume und Teebaum, 50 ml neutrale Hautlotion

Anwendung: Öle gründlich mit der Hautlotion vermischen, sanft einmassieren. Die Mixtur ist auch als Auflage oder Wickel geeignet: Lotion auf ein trockenes Baumwolltuch geben und auf die betroffene Stelle legen. Mehrere Stunden oder über Nacht mit einer Binde fixiert einwirken lassen.

Bauchschmerzen

▶ **Wohltuende Massage**

1. *Zutaten:* je 3 Tropfen Dill, Fenchel, Kardamom, 50 ml Mandelöl
2. *Zutaten:* je 5 Tropfen Muskatellersalbei, Lavendel und Estragon, 50 ml Johanniskrautöl

Anwendung: Für beide Rezepte die Öle vermischen und damit kreisend den Bauch massieren.

Was sonst noch hilft

Bewährt gegen Bauchschmerzen ist auch Schafgarbentee. Übergießen Sie dazu 2 Esslöffel getrocknetes Schafgarbenkraut mit 3/4 Liter kochendem Wasser. Lassen Sie den Sud 10 Minuten lang ziehen, und seihen Sie ihn anschließend ab. Das ergibt etwa die Tagesmenge, die bei Bauchweh angezeigt ist. Schafgarbe wirkt entkrampfend, entblähend und magenberuhigend.

Bei akut auftretenden und sehr heftigen Bauchschmerzen sollten Sie auf jeden Fall schnell einen Arzt aufsuchen. Denn bei einem Darmverschluss oder einer Blinddarmentzündung sind oft sofortige chirurgische Maßnahmen nötig.

Beinschmerzen

▶ **Bein- und Fußmassage**

Zutaten: je 5 Tropfen Zypresse, Lavendel und Wacholder, 50 ml Olivenöl

Anwendung: Bei dicken, geschwollenen Beinen und bei ziehenden, brennenden Schmerzen die Öle vermischen und damit Füße und Beine sanft massieren. Anschließend möglichst die Beine mindestens 30 Minuten lang hochlegen.

Die Anwendungen von A bis Z

Bei schweren Beinen, Besenreisern und Krampfadern verschafft eine Massage Linderung: Geben Sie etwas von der Ölmischung auf Ihre Handflächen, verreiben Sie sie leicht, und massieren Sie sie mit streichenden Bewegungen sanft von den Fußknöcheln aufwärts in Richtung Herz ein.

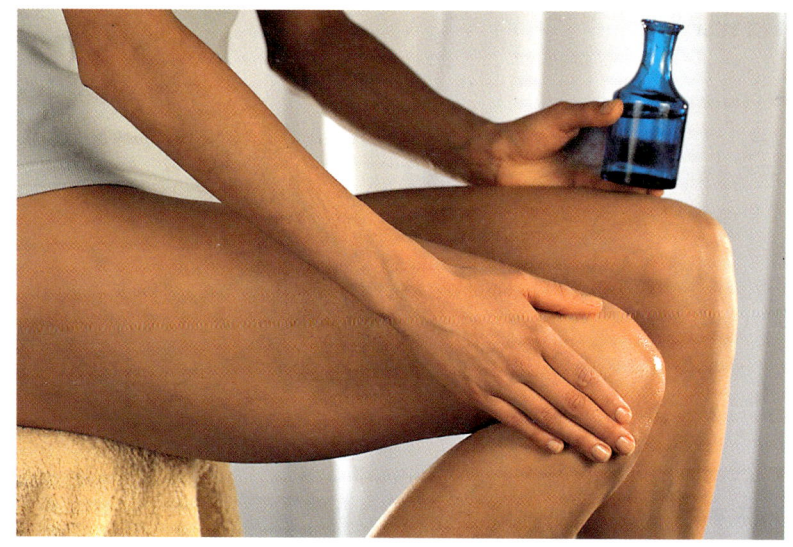

Was hilft, um Besenreisern vorzubeugen oder ihre Ausbreitung einzuschränken: viel Bewegung und Massagen mit Rosskastanienextrakt. Heiße Bäder und zu viel Sonne sollten Sie jedoch meiden.

Besenreiser

▶ **Vorbeugende Beinmassage**

Zutaten: 10 Tropfen Grapefruit, je 5 Tropfen Lavendel, Zypresse und Wacholder, 100 ml Jojobaöl

Anwendung: Die Öle miteinander verrühren. Die Beine morgens und abends damit einreiben und die Mischung sanft einmassieren. Das ist gut gegen Besenreiser und beugt Krampfadern, siehe Seite 48f., vor.

Blähungen

▶ **Bauchmassage**

Zutaten: je 3 Tropfen Anis, Kardamom, Koriander, Dill und Gewürznelke, 50 ml Johanniskrautöl

Anwendung: Die Öle gründlich mischen und den Bauch damit sanft kreisend massieren.

▶ **Innerliche Anwendung**

Zutaten: Schwarzkümmelöl (am besten ägyptisches) oder -kapseln

Anwendung: 3-mal täglich 25 Tropfen zu den Mahlzeiten oder 3-mal 2 Kapseln pro Tag (aus Apotheke oder Reformhaus) einnehmen.

Blasen

▶ **Badezusatz**
Zutaten: je 3 Tropfen Bergamotte, Lavendel, Kamille und Teebaum, 1 EL Honig
Anwendung: Alle Zutaten vermischen und auf 1 Voll- oder Teilbad geben, um die betroffenen Stellen darin zu baden. Für ein Fußbad nur die Hälfte der angegebenen Menge verwenden.

▶ **Auflagen**
Zutaten: je 5 Tropfen Bergamotte, Lavendel, Kamille und Teebaum
Anwendung: Die Öle auf ein feuchtes Tuch (kühl) geben und auf die betroffene Stelle legen.

▶ **Zur Hautpflege**
Zutaten: je 4 Tropfen Bergamotte, Lavendel, Kamille und Teebaum, 50 ml Neutralsalbe
Anwendung: Die Öle in die Neutralsalbe einrühren und die betroffenen Stellen damit einreiben.

▶ **Direkte Anwendung**
Zutaten: Lavendel
Anwendung: Die aufgeriebenen Stellen mit einigen Tropfen betupfen (Leinenläppchen) oder sanft einreiben. Lavendel kann auch direkt auf die Wunde aufgetragen werden.

Blasenentzündung

▶ **Zusatz für Bad und Dusche**
Zutaten: je 10 Tropfen Kamille und Lavendel, 1 EL Honig oder 100 ml Sahne (für Sitzbäder), neutrale Waschlotion (für Duschbäder)
Anwendung: Die Öle je nach Verwendungszweck in Honig oder Sahne auflösen bzw. mit der Wasch-/Duschlotion mischen. In die halbgefüllte (bis Hüfthöhe) Badewanne oder in eine Sitzbadewanne geben. Wassertemperatur etwa 38 °C; Badezeit: ca. 10 bis 15 Minuten. Beim schnellen Duschbad die Lotion kräftig in die Blasengegend einmassieren. Alternativ eignen sich auch je 4 Tropfen Teebaum, Lavendel, Sandelholz und Zeder.

> **Spülungen können zur Behandlung von Infektionen der Genitalien und der Harnwege angewandt werden, z. B. bei Blasenentzündung, Pilzinfektionen und Juckreiz.
> 5 bis 10 Tropfen Teebaum oder Manuka in 1 Liter warmes Wasser geben und vor der Anwendung kräftig schütteln. Anwendung im Bidet, einem Sitzbad oder für die Klistierspritze.**

▶ **Unterleibsmassage**
Zutaten: 3 Tropfen Teebaum oder Manuka, je 4 Tropfen Lavendel, Cajeput und Sandelholz, 50 ml Rotöl (Johanniskrautöl)
Anwendung: Die Öle mischen und den Unterleib damit einreiben.
Tipp: Bei Blasenentzündung muss der Harn im nicht sauren, alkalischen Bereich liegen. Deshalb viel Gemüse und wenig Fleisch essen. Durch Natron, Bullrichsalz (1/2 Teelöffel auf 1 Tasse Wasser) kann der Harn ebenfalls leicht alkalisiert werden. Auch viele Mineralwässer enthalten den Naturstoff Natron (Natriumhydrogenkarbonat).

Was sonst noch hilft

▶ Blasengegend und Füße stets warm halten.
▶ Viel trinken, täglich mindestens 3 Liter. Am besten Kräuter- oder Blasentee.
▶ Bärentraubenblättertee: 3 Esslöffel Bärentraubenblätter in 1 Liter Kaltwasser ansetzen, 4 Stunden stehen lassen, abseihen und kurz aufkochen. Über den Tag verteilt trinken.
▶ Tee aus Bruchkraut und Thymian: Je 2 Esslöffel der getrockneten Kräuter mit 1 Liter Wasser überbrühen, 5 bis 10 Minuten zugedeckt ziehen lassen, 3- bis 4- mal täglich 1 Tasse (mit Honig gesüßt) trinken.

Blaue Flecken

▶ **Einreibungen und Auflagen**
Zutaten: Arnikatinktur oder Salbe aus der Apotheke; alternativ: je 10 Tropfen Fenchel und Lavendel, 50 ml Olivenöl
Anwendung: Betroffene Stellen einreiben oder ein Tuch damit tränken und Umschläge machen. Oder aber Fenchel und Lavendel im Olivenöl auflösen und die Haut damit einreiben.

Blutdruck, hoher

▶ **Massage und Einreibung**
Zutaten: je 3 Tropfen Majoran, Ylang-Ylang und Schafgarbe, 50 ml Jojobaöl

---

Entzündungen der Harnblase machen sich gewöhnlich durch Störungen beim Wasserlassen bemerkbar, z. B. häufiges Wasserlassen, Schmerzen, ständiger Harndrang. Die Entzündung kann entweder von den Nieren aus (absteigend) oder von außen (aufsteigend) erfolgen.

Das hilft gegen Bluthochdruck

- ▶ Übergewicht abbauen
- ▶ Stress vermeiden
- ▶ Obst, Gemüse und Fisch essen – ihr Kalium transportiert Wasser aus den Zellen –, das senkt den Druck
- ▶ Täglich mindestens 2 frische Knoblauchzehen essen – oder geruchsarme Knoblauchkapseln
- ▶ Bei Aufregung kaltes Wasser über den Puls laufen lassen (mindestens 3 Minuten lang)
- ▶ Schüssel mit kaltem Wasser füllen, Gesicht etwa 2 Minuten hineinhalten – das senkt die Herzfrequenz und damit oft den Druck
- ▶ Täglich mindestens 1/2 Stunde lang flott spazieren gehen (noch besser: 1 Stunde)
- ▶ Weißdorntee: 1 Esslöffel getrockneten Weißdorn (Kraut und Blüten) mit 3/4 Liter Wasser aufbrühen, 10 Minuten lang ziehen lassen, über den Tag verteilt lauwarm trinken
- ▶ Misteltee: 2 Esslöffel Mistelblätter, 1 1/2 Esslöffel Weißdornblüten sowie 1 1/2 Esslöffel Schachtelhalm mit 1 Liter Wasser aufbrühen, 10 Minuten lang ziehen lassen, dann abseihen. Den Tee morgens, mittags und abends trinken
- ▶ Vermeiden Sie heiße Anwendungen und zu starke Kältereize
- ▶ Die folgenden ätherischen Öle möglichst nicht anwenden, da sie den Blutdruck steigern können: Salbei, Thymian, Rosmarin, Ysop

Anwendung: Die Öle mischen und zur Entspannung der Muskeln sanft den Körper damit massieren. Dazu autogenes Training, Yoga und Feldenkrais-Übungen.

▶ **Entspannungsbad**
Zutaten: je 3 Tropfen Majoran, Ylang-Ylang, Schafgarbe, Basilikum und Melisse, 100 ml Sahne
Anwendung: Die Öle in der Sahne auflösen und in lauwarmes Badewasser geben. Badezeit: maximal 10 Minuten.

Blutdruck, niedriger

▶ **Belebendes Duschbad**
Zutaten: je 10 Tropfen Rosmarin und Limette oder Zitronenmelisse, 100 ml Neutralseife oder Duschgel

Im Alter von 20 Jahren beträgt der Durchschnittswert für den Blutdruck 120/80 mmHg. Mit zunehmendem Alter steigen die Blutdruckwerte. Ein anhaltender Bluthochdruck kann auch einmal ein Zeichen für Nieren- oder Herzkrankheiten sein und sollte unbedingt ärztlich beobachtet werden.

Anwendung: Das Öl mit Neutralseife oder Duschgel mischen. Abwechselnd heiß und kalt duschen.

▶ **Massage**

Zutaten: je 7 Tropfen Salbei, schwarzer Pfeffer, Thymian und Ingwer, 100 ml Olivenöl

Anwendung: Die Öle mischen und damit den Körper massieren.

▶ **Blutdrucksteigerndes Vollbad**

Zutaten: je 5 Tropfen Rosmarin, Zitronenmelisse, Salbei und Pfefferminze, 1 EL Honig

Anwendung: Die Öle im Honig auflösen und in die Wanne geben. Bei 40 bis 42 °C 10 Minuten lang baden. Danach kalt abduschen.

Bluterguss

▶ **Direkte Anwendung**

Zutaten: einige Tropfen Teebaum, Pfefferminze oder Lavendel

Anwendung: Betroffene Stelle mit einem dieser Öle einreiben.

Was sonst noch hilft

Kalte Auflagen mit Eiswürfeln oder einem Kirschsteinsäckchen (Reformhaus) aus dem Eisfach lindern den Schmerz und verhindern eine weitere Ausbreitung des Blutergusses. Die betroffene Stelle damit konsequent (mindestens 1/2 Stunde lang) kühlen.

Brandwunden

▶ **Direkte Anwendung**

Zutaten: Lavendel oder Teebaum

Anwendung: Mehrfach einige Tropfen (je nach Größe der Wunde) unverdünnt auftragen.

▶ **Auflagen**

Zutaten: je 5 Tropfen Cajeput, Kamille und Myrrhe

Anwendung: Einen Leinenlappen für die Auflage mit kaltem Wasser tränken, die Öle darauf träufeln und auf die Wunden legen. Nur kurz anwenden. Sobald Erwärmung eintritt, erneuern.

> **Als erste Hilfe bei Brandwunden gilt: Niemals »Hausmittel« wie Schmalz oder Mehl auf die Verbrennung geben! Bei Verbrennungen zweiten und dritten Grades sterile Gaze, Dreieckstücher aus der Hausapotheke oder saubere, frisch gebügelte weiße Stofflappen auf die Wunde legen und sofort zum Arzt fahren.**

Brechreiz

▶ **Direkte Anwendung**
Zutaten: 1–2 Tropfen Pfefferminze
Anwendung: Das Öl auf den Handrücken geben und ablecken (sehr wirksame Sofortmaßnahme).

▶ **Duft aus dem Taschentuch**
Zutaten: 1–2 Tropfen Zitronenmelisse oder Limette
Anwendung: Eines der Öle auf ein Taschentuch geben und den erfrischenden, aufheiternden Duft tief einatmen.

> **Übelkeit vertreibt oft ein Tee aus Pfefferminze oder Krauseminze. Dazu 1 Esslöffel getrocknetes Kraut pro Tasse überbrühen und 10 Minuten lang ziehen lassen.**

Bronchitis

▶ **Inhalation**
1. Zutaten: 3 Tropfen Teebaum und 2 Tropfen Eukalyptus
2. Zutaten: je 3 Tropfen Kamille und Thymian
Anwendung: Die Öle der ausgewählten Mischung in 1 Liter heißem Wasser verrühren. Unter einem großen Handtuch täglich mehrmals 5 bis 10 Minuten lang inhalieren.

▶ **Zum Einreiben**
Zutaten: je 6 Tropfen Myrrhe, Zeder und Lavendel, 50 ml Olivenöl
Anwendung: Alle Zutaten gründlich vermischen. Mehrmals am Tag Brust und Rücken damit einreiben.

▶ **Aromatherapie**
Zutaten: je 2–3 Tropfen Eukalyptus und Kiefer oder Majoran und Sandelholz oder Myrrhe und Lavendel
Anwendung: Die ausgewählten Öle in der Duftlampe oder in einem Wasserschälchen auf der Heizung verdampfen lassen. Der Duft dieser ätherischen Öle desinfiziert und tötet Krankheitskeime auch in der umgebenden Raumluft.

▶ **Innerliche Anwendung**
Zutaten: 1–2 TL Schwarzkümmelöl, Honig nach Geschmack
Anwendung: Das Öl in einer Tasse mit kochend heißem Wasser verrühren und mit Honig süßen; oder Schwarzkümmel mit Wasser aufbrühen, nach 5 Minuten abseihen und mit Honig süßen.

> **Ein erwachsener Mensch besitzt rund 300 Millionen Lungenbläschen, die ihn mit lebenswichtigem Sauerstoff versorgen. Bei jedem kleinsten Infekt, der nicht behandelt wird, geht wertvolles Lungengewebe zugrunde, das nicht mehr regeneriert werden kann.**

Eibischtee muss stets frisch mit kaltem Wasser zubereitet werden, da ansonsten der Schleim der Eibischwurzeln zerstört wird.

▶ **Badezusatz**
Zutaten: 10 Tropfen Teebaum, 5 Tropfen Lavendel, 1 EL Honig
Anwendung: Die Öle im Honig auflösen und ins 40 °C heiße Badewasser geben. Die Düfte gut einatmen. Badezeit: ca. 10 Minuten.

Was sonst noch hilft
▶ **Eibischtee** 2 Teelöffel Eibischmischung in eine Tasse geben, mit kaltem Wasser auffüllen, 2 Stunden lang zugedeckt stehen lassen, umrühren, abseihen, anwärmen. Täglich 3 bis 4 Tassen trinken.
▶ **Sonnentautee mit Thymian** 1 Teelöffel Sonnentaukraut und 1/2 Teelöffel Thymian in einer großen Tasse überbrühen, 10 Minuten lang ziehen lassen, abseihen und mit Honig süßen. Heiß trinken. Täglich bis zu 4 Tassen zubereiten.

Candidainfektionen

Genitalinfektion
▶ **Vollbad/Sitzbad**
Zutaten: 6 (Vollbad) oder 4 Tropfen (Sitzbad) Teebaum, 9 (Vollbad) oder 8 Tropfen (Sitzbad) Manuka, 50 ml Sahne

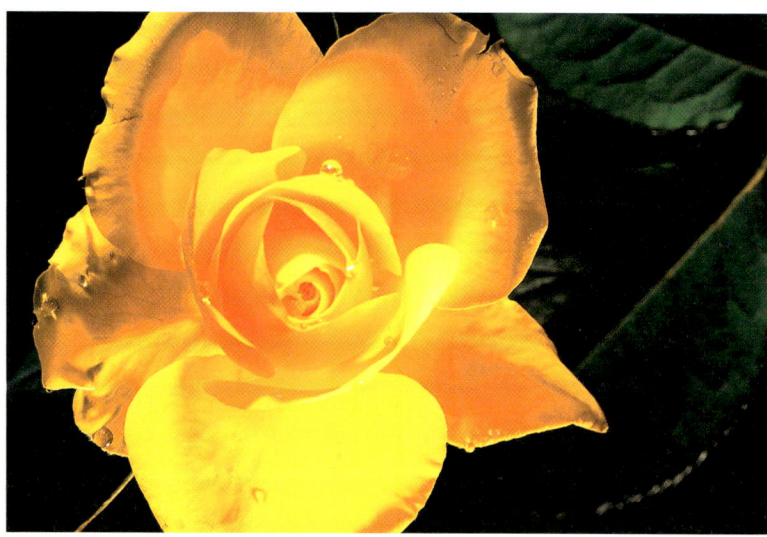

Ätherisches Rosenöl ist einer der besten Aromastoffe bei seelischen Tiefs. Es wirkt stimmungsaufhellend, entspannend, schlaffördernd, harmonisierend und befreiend.

Anwendung: Teebaum und Manuka in der Sahne auflösen und ins Badewasser geben. Wassertemperatur nach Belieben. Badezeit: mindestens 10, besser 15 Minuten.

▶ **Tampon**

Zutaten: 100 ml destilliertes Wasser, je 10 Tropfen Manuka und Teebaum

Anwendung: Tampon mit destilliertem Wasser tränken, dann Öl ins Wasser geben und Tampon eintauchen. So gelangt ein Ölfilm auf den Tampon. In die Scheide einführen. Alle 12 Stunden erneuern.

Darminfektion

▶ **Innerliche Ölkur**

Zutaten: Schwarzkümmelöl oder -kapseln

Anwendung: Als Begleittherapie zu einer Candidadiät 3-mal täglich 20 bis 25 Tropfen oder 3-mal 2 Kapseln einnehmen.

> **Bei einer genitalen Candidapilzinfektion muss stets auch der Partner behandelt werden, um eine erneute wechselseitige Infektion (Pingpongeffekt) zu vermeiden.**

Depressive Verstimmung

▶ **Aromatherapie**

1. Zutaten: je 2 Tropfen Bergamotte, Rose und Sandelholz
2. Zutaten: 1 Tropfen Rose, je 2 Tropfen Zitronenmelisse (oder Limette) und Zeder, 3 Tropfen Lavendel
3. Zutaten: je 1 Tropfen Palmarosa, Muskatellersalbei und Litsea, je 2 Tropfen Neroli und Mandarine

Anwendung: Die Öle in der Duftlampe oder in einem Schälchen mit Wasser auf der Heizung oder am Fenster in der Sonne verdampfen.

▶ **Badezusatz**

1. Zutaten: 1 Tropfen Rose, 2 Tropfen Zitrus (Zitrone, Melisse oder Limette), 3 Tropfen Lavendel, 5 Tropfen Zeder, 100 ml Sahne
2. Zutaten: je 5 Tropfen Bergamotte, Rose, Sandelholz, 1 EL Honig
3. Zutaten: 1 Tropfen Ylang-Ylang, je 2 Tropfen Litsea und Mandarine, je 3 Tropfen Neroli, Zeder, Palmarosa und Muskatellersalbei, 100 ml Sahne

Anwendung: Öle je nach Rezept in Honig oder Sahne auflösen, dem für 38 bis 40 °C warmen Wasser zugeben. Badezeit: 10 bis 15 Minuten.

▶ **Stimmungsmassage**
1. Zutaten: je 4 Tropfen Bergamotte, Rose und Sandelholz, 50 ml neutrale Körperlotion
2. Zutaten: je 1 Tropfen Neroli, Ylang-Ylang und Zitronenmelisse, je 2 Tropfen Mandarine und Vetiver, 5 Tropfen Bergamotte, 50 ml Johanniskrautöl
Anwendung: Die ätherischen Öle je nach Rezept mit der Körperlotion oder dem Johanniskrautöl gut vermischen. Bei depressiven Stimmungen zur Körpermassage anwenden.

Was sonst noch hilft
▶ **Johanniskrautöl** 150 Gramm frische Johanniskrautblüten zerkleinern und in einem Einmachglas mit 1/2 Liter Olivenöl übergießen. Gut verschlossen in die Sonne stellen, täglich umschütteln. Nach 3 Wochen durch ein Tuch filtern, Blüten darin auspressen. Morgens und abends 1 Teelöffel davon einnehmen.
▶ **Johanniskrauttee** 1 bis 2 Teelöffel Johanniskraut (Kraut und Blüten) pro Tasse Wasser aufbrühen, 6 Minuten lang ziehen lassen; täglich trinken, am besten morgens und abends.

Dermatitis

▶ **Badezusatz**
Zutaten: je 5 Tropfen Kamille, Lavendel und Palmarosa, 1 EL Honig
Anwendung: Die Öle im Honig auflösen und in das 38 bis 40 °C warme Badewasser geben. Badezeit: 10 bis 15 Minuten.
▶ **Massage**
Zutaten: je 6 Tropfen Kamille, Lavendel, Palmarosa, 50 ml Jojobaöl
Anwendung: Alle Zutaten mischen und in die Haut einmassieren.

Diabetes mellitus

▶ **Innerliche Anwendung**
Zutaten: Schwarzkümmelöl oder -kapseln
Anwendung: 3-mal täglich 2 Kapseln oder 25 Tropfen einnehmen.

Vor der Entdeckung des Insulins im Jahr 1922 verlief der so genannte jugendliche Diabetes (Diabetes mellitus Typ I) fast immer tödlich. Während der Typ-II-Diabetiker unter Umständen seine Krankheit durch Gewichtsabnahme, Diät und Tabletten in den Griff bekommt, bleibt der Typ-I-Diabetiker sein Leben lang insulinabhängig.

Durchblutungsstörungen

▶ **Badezusatz**
Zutaten: je 2 Tropfen Eukalyptus und Koriander, je 4 Tropfen Rosmarin, schwarzer Pfeffer und Salbei, 1 EL Honig
Anwendung: Die Öle im Honig auflösen und ins Badewasser (40 bis 42 °C) geben. Badezeit: 10 Minuten.

▶ **Massage**
Zutaten: je 3 Tropfen Eukalyptus, Koriander, Rosmarin, schwarzer Pfeffer und Salbei, 50 ml Johanniskrautöl
Anwendung: Alle Zutaten gut vermischen und damit 1- bis 2-mal täglich den Körper massieren, vor allem die betroffenen Stellen.

Durchfall

▶ **Innerliche Anwendung**
Zutaten: Schwarzkümmelöl oder -kapseln
Anwendung: Zu den Mahlzeiten (oder beim Teefasten) im akuten Stadium 2-mal 50 Tropfen oder 2-mal 4 Kapseln. Danach 3-mal 25 Tropfen oder 3-mal 2 Kapseln bis zum Abklingen der Beschwerden.

Was sonst noch hilft
2 bis 3 Esslöffel voll getrocknete Heidelbeeren täglich essen oder 4 Esslöffel davon mit 1 Prise Salz und 1/2 Liter Wasser 10 Minuten lang kochen, abseihen und kalt über den Tag verteilt trinken.

> **Wichtigste Regel bei Durchfall: viel trinken, um den hohen Flüssigkeitsverlust auszugleichen! Gut geeignet sind auch dünne Brühen, um dem Körper wieder Salz und andere Mineralien zuzuführen.**

Ekzeme

▶ **Einreibung**
1. Zutaten: einige Tropfen Schwarzkümmelöl
2. Zutaten: je 4 Tropfen Bergamotte, Kamille, Lavendel und Rose, 50 ml Johanniskrautöl
Anwendung: Das Schwarzkümmelöl kann man unverdünnt anwenden, für die zweite Rezeptur werden alle Zutaten gründlich vermischt, bevor man die betroffenen Stellen damit einreibt.

> Durch zu viel und zu üppiges Essen sowie durch zu wenig Bewegung sammeln sich im Körper Stoffwechselschlacken und Gifte an, die den Organismus belasten. Es ist daher sehr wichtig, von Zeit zu Zeit eine Entschlackungskur einzulegen. Wichtige »Helfer« sind Trauben, Pellkartoffeln und Grapefruits sowie viel Mineralwasser, das gelöste Gifte und Schlacken aus dem Körper schwemmt.

▶ **Innerliche Anwendung**

Zutaten: Schwarzkümmelöl oder -kapseln
Anwendung: 3-mal 25 Tropfen oder alternativ 3-mal 2 Kapseln täglich einnehmen.

▶ **Badezusatz**

Zutaten: 10 Tropfen Teebaum, 5 Tropfen Manuka, 50 ml Sahne
Anwendung: Die Öle in der Sahne auflösen, in ein 38 °C warmes Vollbad geben. Badezeit: 10 Minuten. Anschließend die betroffenen Stellen mit Manuka betupfen.

Entgiftung

▶ **Entstauende Massage**

Zutaten: je 5 Tropfen Angelika, Fenchel, Wacholder und Weißbirke, 50 ml Olivenöl
Anwendung: Alle Öle gründlich vermischen und für eine kräftige Körpermassage anwenden. Weil die Essenzen über die Poren der Haut ins Gewebe und in das Lymphsystem gelangen, wird das Lymphsystem angeregt und entstaut, das Gewebe entgiftet.

Entschlackung

▶ **Massage**

Zutaten: je 5 Tropfen Litsea, Zeder und Palmarosa, 50 ml Jojobaöl
Anwendung: Alle Öle gut vermischen zur Massage. Diese Ölmischung ist besonders geeignet für die Entschlackung stark beanspruchter Gesichtshaut.

Entspannung

▶ **Aromatherapie**

Zutaten: je 1 Tropfen Vetiver, Jasmin und Neroli, 6 Tropfen Zitrus (Zitrone, Zitronenmelisse oder Limette)
Anwendung: In der Duftlampe oder in einem Schälchen mit Wasser auf der Heizung verdampfen.

▶ **Badezusatz**

Zutaten: je 2 Tropfen Vetiver, Jasmin und Neroli, 12 Tropfen Zitrus (Zitrone, Zitronenmelisse, Limette), 100 ml Sahne
Anwendung: Die Öle mit der Sahne mischen, in ein Vollbad geben. Temperatur 38 bis 40 °C; Badezeit: 12 bis 15 Minuten.

▶ **Kopfmassage**

Zutaten: je 3 Tropfen Angelika und Melisse, 4 Tropfen Muskatellersalbei, 6 Tropfen Bergamotte, 50 ml Lavendelhydrolat
Anwendung: Die Öle mit dem Lavendelhydrolat mischen und damit Kopfhaut, Stirn, Schläfen und Nacken massieren.

▶ **Handmassage**

Zutaten: je 3 Tropfen Angelika und Rosmarin, 6 Tropfen Litsea, 40 ml Jojobaöl
Anwendung: Alle Zutaten mischen und damit die Hände massieren. Das kann jeder sehr leicht und überall selbst durchführen, und es wirkt sehr entspannend.

▶ **Ganzkörpermassage**

Zutaten: 2 Tropfen Rose, 4 Tropfen Litsea, je 6 Tropfen Lavendel, Palmarosa und Zeder, 50 ml Mandelöl
Anwendung: Alle Zutaten vermischen und damit den Rücken oder den ganzen Körper massieren.

Entzündungen

▶ **Direkte Anwendung**

Zutaten: Teebaum, Schwarzkümmelöl
Anwendung: Einige Tropfen unverdünnt auftragen. Wirkt keimtötend und heilend.

Was sonst noch hilft

Ein sehr gut wirksames Mittel bei Entzündungen ist Wein. Schon im Altertum hat man damit Wunden ausgewaschen und desinfiziert. Pur auf die Entzündung aufträufeln oder auftupfen. Wirkt antibakteriell und heilungsfördernd. Oder ein Tuch (Taschentuch, Mullbinde) damit tränken und auflegen. Am besten trockene Weine verwenden.

Ein weiteres entzündungshemmendes Öl ist Kamille – es kühlt, besänftigt und lindert den Schmerz. Myrrhe ist angezeigt, wenn eine Wunde nur langsam heilt, auch bei einem tief sitzenden Splitter oder einer entzündeten Schnittwunde. Tragen Sie jeweils einige Tropfen des Öls unverdünnt auf.

Erkältungskrankheiten

▶ **Innerliche Anwendung**
Zutaten: 1 TL Schwarzkümmelöl
Anwendung: Das Öl auf 1 Tasse heißes Wasser oder Tee geben.

▶ **Einreibung**
1. *Zutaten:* 1 TL Schwarzkümmelöl, je 5 Tropfen Kamille, Sandelholz und Eukalyptus
2. *Zutaten:* 1 TL Olivenöl, je 5 Tropfen Teebaum und Majoran
Anwendung: Für beide Rezepturen alle Öle gut vermischen. Täglich mehrmals Brust und Rücken damit einreiben (vor allem bei Husten, Erkrankung der Atemwege generell, auch Schnupfen und Bronchitis).

▶ **Badezusatz**
1. *Zutaten:* je 4 Tropfen Eukalyptus, Nadelholz (Kiefer), Anis und Salbei, 1 EL Honig
2. *Zutaten:* 6 Tropfen Teebaum, 8 Tropfen Manuka, 1/4 l Sahne
Anwendung: Öle je nach Rezept in Honig oder Sahne auflösen und ins 38 bis 40 °C warme Badewasser geben. Badezeit: 10 Minuten.

▶ **Zur Fiebersenkung**
Zutaten: 5–7 Tropfen Lavendel, 1 l kaltes Wasser
Anwendung: Lavendelöl im Wasser verrühren, ein Tuch damit tränken und als Wadenwickel anlegen.

▶ **Inhalation**
1. *Zutaten:* je 2 Tropfen Kamille, Sandelholz und Eukalyptus, 8 Tropfen Schwarzkümmelöl
2. *Zutaten:* je 3 Tropfen Teebaum und Manuka
3. *Zutaten:* je 1 Tropfen Zeder, Cajeput, Lavendel, Nadelholz (Kiefer), Teebaum
Anwendung: Die Öle der ausgewählten Rezeptur in eine Schüssel mit 1 Liter heißem Wasser geben und unter einem großen Handtuch 5 bis 10 Minuten lang inhalieren.

▶ **Gurgelmittel**
1. *Zutaten:* je 5 Tropfen Manuka, Lavendel, Bergamotte, Zitrone und Pfefferminze, 100 ml Salbeihydrolat
2. *Zutaten:* 10 Tropfen Teebaum, 1 TL Honig

Achtung: Heiße Vollbäder sind nicht bei Fieber geeignet! Auch fiebersenkende kühle Bäder sollten nur unter Aufsicht genommen werden, da es dabei leicht zu Kreislaufschwäche kommen kann.

> ## Wein gegen Erkältungskrankheiten
>
> ▶ Der amerikanische Wissenschaftler S. Cohen hat nachgewiesen, dass Wein in mäßigen Mengen die Widerstandskraft gegen Erkältungskrankheiten um bis zu 85 Prozent steigert.
>
> ▶ In der Volksmedizin wurde Wein schon immer als Mittel gegen Erkältungen eingesetzt. Weintrinker atmen tiefer, was bei Erkrankungen der Atemwege sehr wichtig ist und auch vorbeugt.
>
> ▶ Besonders geeignet sind frische, trockene, leichte Müller-Thurgau-Weine aus Franken oder vom Kaiserstuhl. Sie enthalten relativ viel Eisen und Vitamin C, töten Bakterien und Viren zuverlässig ab, regen den Kreislauf an, machen wieder munter und helfen, die Abgeschlagenheit bei Erkältungskrankheiten zu überwinden.
>
> ▶ Bei Schluckbeschwerden und Rachenentzündungen den Wein äußerst sparsam nippen und langsam über die Zunge hinunterlaufen lassen. Maximale Mengen: Männer höchstens 0,4 Liter pro Tag, Frauen 0,3 Liter, am besten nach dem Essen.

Anwendung: Die Öle der ersten Rezeptur mit dem Salbeihydrolat mischen. Für die zweite Rezeptur das Teebaumöl mit dem Honig verrühren und in 1 Glas warmem Wasser auflösen. Mehrmals täglich einige Minuten damit gurgeln, dann ausspucken, nicht schlucken.

▶ **Nasenöl**
Zutaten: 12 ml Aloe vera, 25 ml Jojoba, 5 Tropfen Cajeput und je 2 Tropfen Teebaum, Angelika und Lavendel
Anwendung: Alle Zutaten gründlich durchmischen und mehrmals täglich in die Nasenschleimhaut einreiben.

Erschöpfung

▶ **Massage als Muntermacher**
Zutaten: je 6 Tropfen Limette, Rosmarin, Zypresse, 50 ml Jojobaöl
Anwendung: Zutaten mischen, Füße und Waden damit massieren.
▶ **Erfrischendes Vollbad**
Zutaten: je 6 Tropfen Limette, Rosmarin, Zypresse, 100 ml Sahne

Ein guter Tipp für lange und ermüdende Autofahrten: Wenn Sie sich 8 Tropfen Rosmarinöl auf die Handgelenke tupfen, steigt Ihnen bei jeder Bewegung der angenehm anregende Duft in die Nase, und Sie können sich anschließend besser konzentrieren.

Anwendung: Die ätherischen Öle in der Sahne auflösen und ins 38 bis 40 °C warme Badewasser geben. 10 bis 12 Minuten lang baden, danach kalt abduschen.

Falten

▶ **Straffungsmassage**

Zutaten: je 10 Tropfen Lavendel, Orangenblüte und Rose, 50 ml Mandelöl

Anwendung: Die Zutaten gründlich vermischen und die besonders beanspruchten Hautpartien damit sanft kreisend massieren.

Fettige Haut

▶ **Zusatz für Waschwasser und Vollbad**

Zutaten: je 4 Tropfen Bergamotte, Geranie, Lavendel, Sandelholz und Zypresse, 3 EL Milch

Anwendung: Die Öle mit Milch vermischen. Einige Spritzer davon ins Waschwasser geben. Die gesamte Mischung reicht für 1 Vollbad.

Fettleibigkeit/Korpulenz

▶ **Badezusatz**

Zutaten: je 5 Tropfen Bitterorange, Fenchel, Wacholder, Weißbirke und Zitrone, 3 EL Milch oder Sahne

Anwendung: Die Öle mit Milch oder Sahne verrühren und in ein Vollbad mit 38 °C Wassertemperatur geben. Badezeit: 12 bis 15 Minuten. Zur Unterstützung bei Diät und zur Entschlackung.

▶ **Abspeckmassage**

Zutaten: je 5 Tropfen Bitterorange, Fenchel, Wacholder, Weißbirke und Zitrone, 30 ml Salbeihydrolat

Anwendung: Die Öle im Hydrolat auflösen und zur Körpermassage anwenden. Diese Massage regt den Stoffwechsel an und dient zur Unterstützung einer Diät. Wenn Sie Ihre Haut vor der Ölmassage mit einem Luffaschwamm abreiben, verstärken Sie die Wirkung deutlich.

Bei beginnenden Fältchen sollten Sie unbedingt darauf achten, dass Ihre Haut nicht von innen her austrocknet. Trinken Sie täglich mindestens zwei bis drei Liter Mineralwasser oder Kräutertee, um dadurch die Elastizität der Haut bis in ihre tiefsten Schichten zu fördern.

Fieber

▶ **Badezusatz**
1. Zutaten: 10 Tropfen Teebaum, 1 EL Milch oder Honig
2. Zutaten: je 2 Tropfen Eukalyptus, Pfefferminze, Rosmarin, Teebaum, 1 EL Milch oder Honig
Anwendung: Ätherisches Öl in Milch oder Honig auflösen und in ein lediglich lauwarmes Vollbad geben. Badezeit: 10 Minuten.
▶ **Wadenwickel**
Zutaten: 5–7 Tropfen Lavendel, 1 l kaltes Wasser
Anwendung: Das Öl im Wasser verteilen, ein Tuch damit tränken und als Wadenwickel anlegen.

Das lauwarme Bad bringt Sie zum Schwitzen, das Fieber sinkt. Anschließend viel trinken (leichte Früchtetees, Mineralwasser). Nicht bei hohem Fieber geeignet!

Frostbeulen

▶ **Direkte Anwendung**
Zutaten: je 10 Tropfen Kamille, Majoran und schwarzer Pfeffer
Anwendung: Die Zutaten mischen und die Beulen damit betupfen.
▶ **Massage**
Zutaten: 3 Tropfen Teebaum, 1 TL Oliven- oder Johanniskrautöl
Anwendung: Öle mischen und die Beulen sehr vorsichtig und ohne zu zerren damit einmassieren.

Furunkel

▶ **Direkte Anwendung**
Zutaten: je 10 Tropfen Bergamotte, Kamille und Lavendel
Anwendung: Öle mischen und Furunkel mehrmals täglich betupfen.
▶ **Einreibung**
Zutaten: je 3 Tropfen Bergamotte, Kamille, Lavendel, 1 TL Olivenöl
Anwendung: Die Zutaten mischen und Furunkel damit einreiben.
▶ **Auflage**
1. Zutaten: je 4 Tropfen Teebaum und Manuka, 1 TL Olivenöl
2. Zutaten: je 3 Tropfen Bergamotte, Kamille und Lavendel, 1 TL Olivenöl

Anwendung: Die jeweiligen Zutaten gut vermischen. Auf ein Mullläppchen oder ein gefaltetes Taschentuch geben, auflegen und mit einer Binde fixieren. Möglichst über Nacht einwirken lassen.

▶ **Badezusatz**

1. Zutaten: je 10 Tropfen Bergamotte, Kamille und Lavendel, 1 EL Honig

2. Zutaten: je 6 Tropfen Teebaum und Manuka, 1 EL Honig

Anwendung: Öle der gewählten Rezeptur gründlich mit dem Honig verrühren und in 38 bis 40 °C warmes Badewasser geben. Badezeit: 10 bis 15 Minuten.

Fußpilz

▶ **Direkte Anwendung**

1. Zutaten: je 10 Tropfen Eukalyptus, Gewürznelke und Lavendel

2. Zutaten: je 10 Tropfen Teebaum, Manuka und Lavendel

Anwendung: Die Öle der gewählten Rezeptur mischen und infizierte Stellen damit betupfen.

▶ **Fußbad**

1. Zutaten: je 3 Tropfen Eukalyptus, Gewürznelke und Lavendel, 1 EL Milch

2. Zutaten: je 3 Tropfen Teebaum, Manuka, Lavendel, 1 EL Milch

Anwendung: Die Öle der gewählten Rezeptur in der Milch auflösen und in ein warmes Fußbad (etwa 5 Liter) geben. Füße etwa 10 Minuten lang baden. Gründlich abtrocknen, eventuell föhnen. Mit einer antimykotischen Salbe einreiben. Achten Sie grundsätzlich auch darauf, nur Socken aus natürlichen Materialien (Baumwolle, Wolle) zu tragen, und wechseln Sie öfter das Schuhwerk. Denn gerade im feuchten Milieu fühlt sich der Pilz richtig wohl.

Fußschweiß

▶ **Heilendes Bad**

1. Zutaten: je 5 Tropfen Zypresse, Lavendel, 1 EL Weingeist (70%)

2. Zutaten: 10 Tropfen Teebaum, 1 EL Weingeist (70%)

Rund 30 Prozent der Bevölkerung leiden an Fußpilz. Untersuchungen an der Universität Wien haben kürzlich bewiesen, dass man auch über eine spezielle Antipilzdiät etwas dagegen tun kann. Nehmen Sie vor allem die nachgewiesenen »Pilzkiller« Knoblauch, Zwiebel und Meerrettich zu sich.

Anwendung: Die Zutaten der ausgewählten Rezeptur gut vermischen und in etwa 5 Liter lauwarmes Wasser geben. Füße 2-mal täglich 10 Minuten lang darin baden.

Gerstenkorn

▶ Direkte Anwendung
Zutaten: wenige Tropfen Teebaumöl
Anwendung: Gerstenkorn vorsichtig und sparsam betupfen. Nicht zu nahe an das Auge kommen – nicht ins Auge reiben. Reizgefahr!

Was sonst noch hilft
▶ Lindernde Veilchenteeauflage
Zutaten: 1 EL Veilchenmischung (Blätter, Blüten, Wurzeln)
Anwendung: Mit 1 Tasse kochendem Wasser überbrühen, 15 Minuten ziehen lassen. Taschentuch, Mull- oder Leinenläppchen tränken und auf die geschlossenen Augen legen. Mehrfach wiederholen.

▶ Auflage aus Heilkräutern
Zutaten: Augentrostkraut, Fenchelfrüchte und Kamillenblüten, Salz
Anwendung: Die Kräuter zu gleichen Teilen mischen, 1 Teelöffel davon aufbrühen, 1 kleine Prise Kochsalz zugeben, nach 5 Minuten abseihen. Heiß auflegen, wie oben beschrieben.

Gicht

▶ Badezusatz
Zutaten: je 4 Tropfen Karottensamen, Angelika, Wacholder und Rosmarin, 1 EL Honig
Anwendung: Die Öle im Honig auflösen und in ein gut warmes Vollbad geben. Badezeit: etwa 12 bis 15 Minuten.

▶ Massage
Zutaten: je 4 Tropfen Karottensamen, Angelika, Wacholder und Rosmarin, 50 ml Johanniskrautöl
Anwendung: Alle Zutaten gut vermischen, auf die betroffenen Gelenke auftragen und vorsichtig einmassieren.

Eine erhebliche Rolle bei der Entstehung von Gicht spielt die zu hohe Aufnahme purinhaltiger Nahrungsmittel, z. B. Fleisch, Fleischextrakt, Fleischbrühe, Innereien, fette Wurst, Pökelschinken und fette Bratensauce. Auch scharfe Gewürze sowie Schal- und Krustentiere sollten Gichtkranke möglichst meiden. Außerdem sollte Alkoholisches Tabu sein.

Grippe

Siehe auch Erkältungskrankheiten, Seite 26f.; Husten, Seite 40f.; Bronchitis, Seite 19f.; Schnupfen, Seite 79ff.

Eine echte Virusgrippe gehört in die Behandlung eines Arztes. Den so genannten grippalen Infekt kann man dagegen gut mit Hausmitteln bekämpfen.

▶ **Vorbeugende Schnuppermischung**
Zutaten: 5 Tropfen Muskatellersalbei, je 10 Tropfen Neroli und Zitrone, 20 Tropfen Angelika
Anwendung: Von dieser Mischung immer wieder einen Tropfen aufs Taschentuch zur Riechinhalation geben.

▶ **Badezusatz**
Zutaten: die gleichen ätherischen Öle in gleicher Menge wie bei der Schnuppermischung (siehe oben), 1 EL Honig
Anwendung: 12 Tropfen der Ölmischung im Honig auflösen und auf ein 40 °C warmes Vollbad geben. Badezeit: 10 Minuten.

▶ **Aromatherapie**
Zutaten: 5 Tropfen Thymian, 20 Tropfen Lavendel, 25 Tropfen Zitronenmelisse
Anwendung: 6 Tropfen dieser Ölmischung in der Duftlampe oder im Wasserschälchen verdampfen (tötet Keime in der Raumluft ab).

Lavendelöl gilt als eines der besten keimtötenden Öle und ist deshalb ein wertvoller Helfer bei der Grippebekämpfung. Für eine befreiende Inhalation geben Sie je einen Tropfen Lavendel, Teebaum, Thymian und Gewürznelke in eine Schüssel mit heißem Wasser und atmen die Dämpfe unter einem Handtuch tief ein.

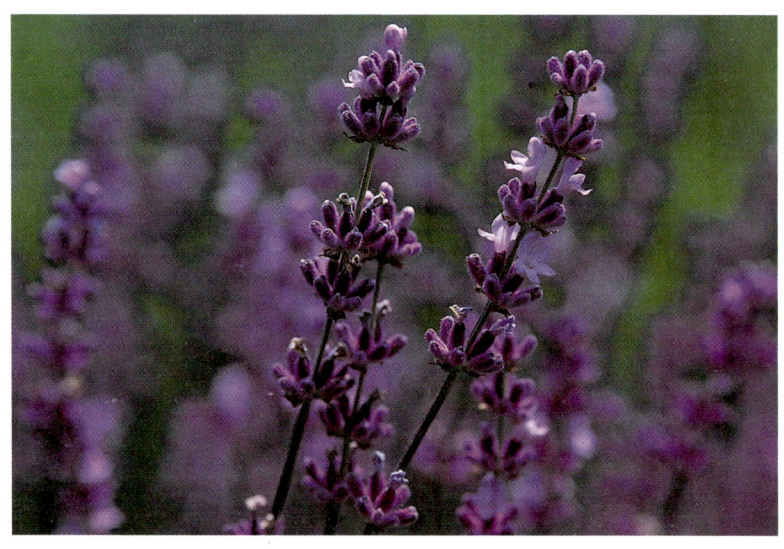

Zutaten: 2–3 Tropfen Pfefferminze oder Lavendel
Anwendung: Von einem dieser Öle vor dem Schlafengehen die angegebene Menge auf das Kopfkissen träufeln.

Gürtelrose

▶ **Direkte Anwendung**
Zutaten: 6 Tropfen Teebaum, 1 TL Alkohol (50 %)
Anwendung: Das Teebaumöl im Alkohol auflösen und mit der Mischung mehrmals täglich die betroffenen Stellen betupfen.

Haarprobleme

▶ **Revitalisierung von innen**
Zutaten: Schwarzkümmelöl oder -kapseln
Anwendung: 3-mal täglich 25 Tropfen oder 2 Kapseln einnehmen.

▶ **Revitalisierung von außen**
Zutaten: 25 Tropfen Teebaum, 50 ml Mandelöl
Anwendung: Die Öle vermischen und im Wasserbad leicht anwärmen. Anschließend in die Kopfhaut einmassieren. Mindestens 1 Stunde lang unter einem Handtuch einwirken lassen.

▶ **Zur Haarkräftigung**
Zutaten: 3 Tropfen Zypresse, 6 Tropfen Rosmarin, 12 Tropfen Zitrone oder Zitronenmelisse, 100 ml Neutralshampoo
Anwendung: Die Öle zum Neutralshampoo geben und gut durchschütteln. Zur Haarwäsche verwenden.

▶ **Für die Kopfhaut**
Zutaten: 3 Tropfen Koriander, 4 Tropfen Ylang-Ylang, 5 Tropfen Grapefruit, 6 Tropfen Sandelholz, 100 ml Neutralshampoo
Anwendung: Die Öle zum Neutralshampoo geben und durchschütteln. Duftet gut und pflegt die Kopfhaut.

▶ **Regulierung des Fetthaushalts**
Zutaten: 3–5 Tropfen Teebaum oder Manuka
Anwendung: Das Öl pur in die Kopfhaut einmassieren – das bringt den Fetthaushalt in Ordnung.

> **Nach der Revitalisierungskur zuerst das Shampoo auftragen, sonst lässt sich das Mandelöl nicht auswaschen. Gut einmassieren und dann erst mit Wasser spülen.**

▶ **Shampoo gegen Haarausfall**
Zutaten: 9 Tropfen Zeder, 6 Tropfen Lavendel, 3 Tropfen Muskatellersalbei, 100 ml Neutralshampoo
Anwendung: Die Öle ins Neutralshampoo geben und gut durchschütteln. Etwas einwirken lassen (stärkt den Haarwuchs).

▶ **Lotion bei Haarausfall**
Zutaten: je 4 Tropfen Rosmarin, Schafgarbe, Lorbeer und Muskatellersalbei, 100 ml Lavendelhydrolat
Anwendung: Die Öle gut unter das Hydrolat mischen, als Haarwasser gegen Haarausfall benutzen.

> **Plötzlicher Haarausfall kann ein Zeichen für eine Hormonstörung sein. Dahinter steckt aber nicht selten auch Zinkmangel. Gehen Sie auf jeden Fall zum Arzt.**

Hämorrhoidalleiden

▶ **Massage**
Zutaten: je 4 Tropfen Geranie, Koriander, Schafgarbe, Wacholder und Zypresse, 100 ml Johanniskrautöl
Anwendung: Alle Zutaten gut vermischen und die schmerzenden Stellen damit massieren.

▶ **Sitzbad**
Zutaten: 8 Tropfen Manuka oder 5 Tropfen Teebaum, 1 TL Sahne
Anwendung: Das gewählte Öl in der Sahne auflösen und in 5 Liter lauwarmes Badewasser geben. Sitzbadzeit: etwa 5 Minuten.

Halsschmerzen

Siehe auch Erkältungskrankheiten, Seite 26f.

> **Als Gurgelmittel bei Halsschmerzen eignen sich auch Tees aus Eichenrinde, Eibischwurzel, Kamillenblüten, Odermennigkraut, Salbeiblättern und Ysopkraut.**

▶ **Gurgelmittel**
1. Zutaten: 5 Tropfen Teebaum oder Manuka, je 6 Tropfen Lavendel und Pfefferminze, je 2 Tropfen Thymian, Zitronenmelisse und Bergamotte, 100 ml Salbeihydrolat
2. Zutaten: 10 Tropfen Manuka, 1 TL Salbeihydrolat oder Apfelessig
Anwendung: Öle im Hydrolat oder Apfelessig auflösen. Von der ersten Rezeptur 1 Teelöffel in 1/2 Glas, die zweite Rezeptur in 1 Glas lauwarmes Wasser geben. Mehrmals täglich gurgeln, nicht schlucken!

▶ **Inhalation**
Zutaten: je 2 Tropfen Muskatellersalbei, Thymian und Teebaum
Anwendung: Die Öle in 1 Liter heißes Wasser geben und unter einem Handtuch die Dämpfe abwechselnd durch Mund und Nase einatmen.

Harnröhrenentzündung

▶ **Badezusatz**
Zutaten: je 5 Tropfen Bergamotte und Manuka oder Teebaum, 1 EL Sahne
Anwendung: Die Öle in Sahne auflösen und ins 38 °C warme Vollbad geben. Badezeit: 10 Minuten. (Für Waschungen und für die Dusche die Hälfte bis zwei Drittel der Menge verwenden.)
▶ **Teemischungen** siehe Blasenentzündung, Seite 15f.

Hautentzündungen

▶ **Heilöl zum Auftragen**
Zutaten: je 4 Tropfen Kamille, Lavendel, Cajeput, 50 ml Jojobaöl
Anwendung: Die Zutaten gründlich vermischen und vorsichtig auf erkrankte, entzündliche Stellen auftragen (nicht massieren).
▶ **Badezusatz**
Zutaten: je 5 Tropfen Kamille, Lavendel und Cajeput, 100 ml Sahne
Anwendung: Die Öle in der Sahne auflösen und die Mischung zum Badewasser geben. Badetemperatur sollte nur lauwarm, Badezeit nicht länger als 5 bis 10 Minuten sein.
▶ **Gesichtswasser**
Zutaten: 10 Tropfen Teebaum oder Manuka, 100 ml Hamamelishydrolat
Anwendung: Das Öl mit dem Hydrolat vermischen und entzündliche Stellen im Gesicht damit abtupfen.
▶ **Feuchtigkeitscreme**
Zutaten: 20 Tropfen Teebaum, 50 ml Neutralfeuchtigkeitscreme
Anwendung: Das Öl gründlich mit der Creme verrühren, sanft auf entzündete Stellen auftragen.

Die folgenden ätherischen Öle helfen bei Halsbeschwerden ebenfalls: Eukalyptus, Cajeput, Ingwer, Nadelholz (z. B. Zirbelkiefer), Sandelholz, Myrrhe, Zypresse, Geranie, Benzoe und Kamille.

> Die Ringelblume enthält ätherisches Öl mit antibiotischer Wirkung und ist daher eine hervorragend wundheilende, antiseptische Heilpflanze. Ringelblumensalbe wird aus diesem Grund in der Volksmedizin schon seit langem bei schlecht heilenden Wunden und eitrigen Geschwüren eingesetzt.

Hautparasiten

▶ **Direktanwendung**
Zutaten: Schwarzkümmelöl, Apfelessig
Anwendung: Die betroffenen Stellen mit dem puren Öl einreiben oder anwärmen und im Verhältnis 1:4 mit Apfelessig mischen.

Hautpflege allgemein

▶ **Innerliche Spezialpflege**
Zutaten: Rosinen, Schwarzkümmelöl
Anwendung: Die Rosinen einige Tage in das Öl einlegen. Dazu Rosinen in ein Glas füllen und Öl darüber gießen, bis sie bedeckt sind. Davon täglich 1 Esslöffel essen.
Zutaten: Schwarzkümmelöl oder -kapseln
Anwendung: 3-mal 25 Tropfen oder 3-mal 2 Kapseln pro Tag.

▶ **Massage gegen rissige Haut**
Zutaten: je 4 Tropfen Kamille, Lavendel, Ringelblume, Rose und Majoran, 50 ml Mandelöl
Anwendung: Die Zutaten vermischen und auf beanspruchte und erkrankte (rissige) Haut auftragen, leicht einmassieren.

▶ **Badezusatz**
Zutaten: je 5 Tropfen Kamille, Lavendel, Ringelblume, Rose und Majoran, 100 ml Sahne
Anwendung: Die Öle in der Sahne auflösen und in ein mäßig warmes Vollbad geben. Badezeit: etwa 10 Minuten.

▶ **Gesichtsöl für reife Haut**
Zutaten: je 5 Tropfen Rose und Weihrauch, 6 Tropfen Neroli, 100 ml Johanniskrautöl
Anwendung: Die vermischten Öle für die tägliche Pflege verwenden.

▶ **Hautreinigung**
Zutaten: 3 Tropfen Neroli, 30 ml Jojobaöl
Anwendung: Die Öle vermischen, dann Wattepad mit Gesichtswasser (siehe Hautentzündungen, Seite 35) tränken, einige Tropfen der Ölmischung aufträufeln und das Gesicht damit abreiben.

▶ **Spezialcreme für fettige Haut**
Zutaten: 12 Tropfen Bergamotte, 15 Tropfen Lavendel, 100 ml neutrale Basiscreme
Anwendung: Die Öle gut in die Creme einrühren. Damit täglich 1- bis 2-mal die fettigen Hautpartien behandeln.

Hautpilz

▶ **Innerliche Anwendung**
Zutaten: ägyptisches Schwarzkümmelöl oder -kapseln
Anwendung: Zur Unterstützung einer Antipilztherapie 3-mal täglich 25 Tropfen oder 3-mal täglich 2 Kapseln einnehmen.
▶ **Einreibung**
Zutaten: Schwarzkümmelöl, Apfelessig
Anwendung: 1/3 Öl mit 2/3 Essig vermischen und auf den befallenen Stellen verreiben.
Zutaten: je 10 Tropfen Lavendel und Teebaum, 30 ml Apfelessig
Anwendung: Die Öle mit dem Apfelessig mischen und befallene Hautpartien damit einreiben.
Tipp: Bei feuchter nässender Haut jeweils einige Tropfen Citronella, Kamille, Lavendel, Myrrhe, Pfefferminze und Teebaum in reinem Alkohol auflösen und auftragen.

Heiserkeit

▶ **Mundspülung**
Zutaten: 10 Tropfen Manuka, 1 TL Honig
Anwendung: Das Öl im Honig auflösen und in 1 Glas warmes Wasser geben. Damit mehrfach täglich den Mund spülen und gurgeln. Anschließend ausspucken. Siehe auch Halsschmerzen, Seite 34f., und Erkältungskrankheiten, Seite 26f.
▶ **Inhalation** siehe auch Halsschmerzen, Seite 34f.
Zutaten: je 2 Tropfen Lavendel, Salbei, Sandelholz und Thymian
Anwendung: Die Öle in 1 Liter heißem Wasser verteilen. Unter einem großen Handtuch mindestens 5 Minuten lang inhalieren.

Ein einfaches Hausmittel gegen Heiserkeit ist auch Zwiebelwasser. Schneiden Sie dazu 1 Zwiebel in Scheiben, und lassen Sie diese in einem Suppenteller mit lauwarmem Wasser bedeckt einige Stunden lang ziehen. Dann mit dem Zwiebelwasser gurgeln, einen Teil davon trinken.

Herpes labialis

Siehe auch Lippenherpes, Seite 51

▶ **Direktanwendung**
Zutaten: 6 Tropfen Teebaum, 4 Tropfen Lavendel
Anwendung: Die Öle mischen und pur auftragen.
Zutaten: 6 Tropfen Manuka, 1 TL Alkohol (50 %)
Anwendung: Manuka in Alkohol auflösen und auftragen.
▶ **Antivirenöl**
Zutaten: 20 Tropfen Melisse, 30 ml Johanniskrautöl
Anwendung: Die Zutaten mischen und damit den Lippenausschlag betupfen. Diese Melissentinktur tötet die Herpesviren ab.

Was sonst noch hilft
Zinkwasser unterstützt die Heilung. Dazu 1/8 Liter Wasser abkochen, kalt werden lassen. Darin 5 Gramm Zinksulfat auflösen. Wattebausch oder Leinenläppchen tränken und auflegen. Alle 1/2 Stunde erneuern.

Herpes genitalis

▶ **Heilendes Bad**
Zutaten: 10 Tropfen Teebaum, 1 TL Sahne
Anwendung: Das Öl in der Sahne auflösen und ins 38 °C warme Badewasser geben. Badezeit: ca. 10 Minuten.
▶ **Spülung**
Zutaten: 30 Tropfen Manuka, 1 EL Sahne
Anwendung: Manuka in der Sahne auflösen und in 1 Liter warmes Wasser (maximal 36 °C) geben. Die Spülung lindert rasch den Juckreiz.
▶ **Heilende Lotion**
Zutaten: 8 Tropfen Manuka, 1 EL Mandel- oder Johanniskrautöl
Anwendung: Die Öle mischen, mit Wattebausch oder Wattestäbchen direkt auf die betroffenen Stellen auftragen.
▶ **Antivirenöl**
Zutaten und Anwendung siehe Herpes labialis, oben

Kondome schützen auch bei Herpes genitalis vor Ansteckung. Im Fall einer Infektion muss unbedingt auch der Partner mit behandelt werden.

Herzklopfen

▶ **Sanfte Massage**
Zutaten: 8 Tropfen Bitterorange, 4 Tropfen Rose, 2 Tropfen Ylang-Ylang, 50 ml Mandelöl
Anwendung: Die Öle mischen und den Oberkörper (Herzgegend) so lange sanft massieren, bis sich das nervöse Schlagen beruhigt.
▶ **Aromatherapie**
Zutaten: 3 Tropfen Rose, 2 Tropfen Sandelholz, je 1 Tropfen Melisse und Ylang-Ylang
Anwendung: Die Öle in der Duftlampe oder im Wasserschälchen auf dem sonnigen Fensterbrett oder auf der Heizung verdampfen.

Heuschnupfen

▶ **Innerliche Anwendung**
Zutaten: ägyptisches Schwarzkümmelöl oder -kapseln
Anwendung: 3-mal 25 Tropfen oder 3-mal 2 Kapseln pro Tag ab Januar einnehmen, um das Immunsystem von autoaggressiven, allergischen Reaktionen abzuhalten.
▶ **Für die Augen**
Zutaten: Rosenhydrolat
Anwendung: Bei juckenden, tränenden Augen einen Wattebausch mit Rosenhydrolat tränken und auf die Augen legen. Bei Bedarf mehrmals wiederholen.

Was sonst noch hilft

▶ Salzwasserspülungen befreien rasch und wirksam die Nase. Bereiten Sie eine leichte Salzwasserlösung (2 Teelöffel auf 1 Liter). Das Wasser mit der Nase hochziehen. Dazu ein Nasenloch zuhalten, mit dem anderen einsaugen. Dadurch schwellen die Schleimhäute ab, die Reizungen gehen zurück, Pollen werden ausgespült.
▶ Viel einfacher geht diese Anwendung mit der bewährten Naturheilmethode Jalaneti. Dazu brauchen Sie die Originalglaskanne Lota. Sie hat am Boden einen Spezialausguss, der ins Nasenloch passt.

> **Wenn Sie an Heuschnupfen leiden, sollten Sie sich, wenn Sie unterwegs waren, immer die Haare waschen. Darin können sich Pollen verfangen haben, die Sie dann auch im »sicheren« Zuhause plagen.**

Wenn die Kanne entsprechend gehalten wird, läuft das Wasser (oder der Teeaufguss) zum einen Nasenloch hinein und gleichzeitig zum anderen wieder hinaus.

Hitzewallungen

▶ **Bauchmassage**
Zutaten: 4 Tropfen Lavendel, 5 Tropfen Zeder, je 3 Tropfen Muskatellersalbei und Limette, 2 Tropfen Ylang-Ylang, 100 ml Mandelöl
Anwendung: Alle Öle mischen und den Bauch sanft massieren.
Tipp: Dieses Massageöl ist auch zur Pflege trockener Vaginalschleimhaut geeignet.

Hornhaut

▶ **Einreibungen**
Zutaten: 8 Tropfen Limite, 4 Tropfen Teebaum, 6 Tropfen Lavendel, 50 ml Olivenöl
Anwendung: Die Zutaten vermischen und die verhornten Hautstellen (vor allem an den Füßen) damit mehrmals pro Tag einreiben.

Husten

Siehe auch Erkältungskrankheiten, Seite 26f., Halsbeschwerden, Seite 34f., Bronchitis, Seite 19f.

▶ **Innerliche Anwendung**
Zutaten: Schwarzkümmelöl oder -kapseln
Anwendung: 3-mal 25 Tropfen oder 3-mal 2 Kapseln täglich.
▶ **Inhalation**
Zutaten: 2 Tropfen Zeder, je 1 Tropfen Eukalyptus, Kiefer, Majoran und Salbei
Anwendung: Die Öle auf 1 Liter heißes Wasser geben und unter einem großen Handtuch etwa 5 Minuten lang inhalieren; dabei abwechselnd durch Mund und Nase atmen. Mehrmals täglich wiederholen.

Ein einfaches und natürliches Mittel gegen Hitzewallungen in den Wechseljahren ist 1 Tasse Salbeitee, vermischt mit 2 Teelöffeln Melissengeist und 1 Teelöffel Honig. Ungesüßter Salbeitee hilft z. B. auch bei übermäßigen Schweißausbrüchen und bei Nachtschweiß.

▶ **Badezusatz und Einreibung**

Zutaten: je 6 Tropfen Melisse, Muskatellersalbei und Zeder, 10 Tropfen Lavendel, 5 Tropfen Basilikum, 3 Tropfen Angelika, 1 EL Honig (Vollbad), 50 ml Olivenöl (Einreibung)

Anwendung (Vollbad): Die Öle vermischen und in einem Braunglasfläschchen ansetzen. Davon 10 bis 12 Tropfen in Honig verrühren und ins Vollbad geben (Mischung reicht für 3 Bäder). Wassertemperatur: etwa 40 °C. Badezeit: 10 bis 12 Minuten.

Anwendung (Einreibung): 18 Tropfen (für Kinder nur 9 Tropfen) in das Olivenöl geben und damit Brust und Rücken einreiben. Die Mischung reicht bei Erwachsenen für 2 Einreibungen, bei Kindern für 4.

Angelika (Engelwurz) ist sehr heilkräftig. Aber das Öl erhöht die Lichtempfindlichkeit der Haut. Außerdem sollten Schwangere und Diabetiker es meiden.

Impotenz

▶ **Innerliche Anwendung**

Zutaten: Schwarzkümmelöl oder -kapseln

Anwendung: 3-mal täglich 30 Tropfen oder 3-mal 3 Kapseln einnehmen (möglichst ägyptisches Schwarzkümmelöl verwenden).

▶ **Einreibung**

Zutaten: je 10 Tropfen Rosmarin, Limette, Ingwer und Koriander, 100 ml Johanniskrautöl

Anwendung: Die Öle vermischen (Achtung, blutdrucksteigernd!) und damit Penis, Hoden und Lendenregion einreiben.

Immunschwäche

▶ **Innerliche Anwendung**

Zutaten: ägyptisches Schwarzkümmelöl oder -kapseln

Anwendung: 3-mal täglich 25 Tropfen oder 3-mal 2 Kapseln schlucken.

▶ **Badezusatz**

Zutaten: je 6 Tropfen Mukatellersalbei und Neroli, 9 Tropfen Zitrone, 24 Tropfen Angelika, 1 EL Honig

Anwendung: Mischung der Öle in einem kleinen Braunglasfläschchen ansetzen (auch ein Vielfaches davon). Je 15 Tropfen davon in Honig auflösen und in ein 40 °C warmes Bad geben. Badezeit: 10 Minuten.

Düfte wirken auf das zentrale Nervensystem, von wo aus das Immunsystem gesteuert wird. Unangenehme Düfte führen zu einer Schwächung des Immunsystems. Eine Reihe von Pflanzendüften stimuliert dagegen die Abwehrkraft des Körpers. Dazu gehören Bergamotte und Eukalyptus sowie die Öle aus der Teebaumfamilie.

▶ **Aromatherapie**
Zutaten: 3 Tropfen Zitrone, 4 Tropfen Lavendel, 2 Tropfen Thymian
Anwendung: In der Duftlampe oder in einem Schälchen mit Wasser auf der sonnigen Fensterbank oder auf der Heizung verdampfen.

Insektenstiche

▶ **Einreibung**
Zutaten: je 8 Tropfen Lavendel und Kamille, je 4 Tropfen Zitrone und Teebaum, 100 ml Johanniskrautöl
Anwendung: Die Öle vermischen und die Stiche damit einreiben.

▶ **Direktanwendung**
Zutaten: 1–2 Tropfen Teebaum oder Lavendel
Anwendung: Eines der Öle pur auf die betroffenen Stellen tupfen, auf keinen Fall kratzen!

▶ **Insektenöl**
Zutaten: je 25 Tropfen Teebaum und Lavendel, 100 ml Olivenöl
Anwendung: Öle vermischen und die Stichstellen damit einreiben.
Tipp: Diese Mischung wirkt auch abwehrend auf Insekten, kann also vorbeugend angewandt werden.

▶ **Auflage oder Umschlag**
Zutaten: 6 Tropfen Lavendel, 4 Tropfen Teebaum, 1 EL Essig
Anwendung: Die Öle mit dem Essig intensiv verrühren und auf 1 Liter kaltes Wasser geben. Ein Baumwolltuch damit tränken und auf die betroffene Stelle auflegen. Bei Erwärmung erneuern. 3- bis 4-mal täglich wiederholen.
Tipp: Juckreizlindernd und abschwellend wirkt auch eine angeschnittene Zwiebel, die man auf die Einstichstelle legt.

> **Fließend kaltes Wasser ist immer ein gutes Mittel zur ersten Hilfe. Der Strahl reinigt die Einstichstelle von Krankheitserregern, außerdem wirkt die Kühle einer Schwellung entgegen. Wenn Sie nicht über ätherische Öle verfügen, ist auch verdünnter Weingeist oder klarer Schnaps ein gutes Mittel. Je 1 Esslöffel Wasser und Alkohol mischen, ein Taschentuch damit tränken und auf die Stichstelle legen.**

Ischiasbeschwerden

▶ **Linderungsbad und Massage**
Zutaten: 24 Tropfen Lavendel, 20 Tropfen Kamille, 16 Tropfen Majoran, 12 Tropfen Rosmarin, 250 ml Sahne (Vollbad), 100 ml Olivenöl (Massage)

Anwendung (Vollbad): Die ätherischen Öle vermischen und in einem kleinen Braunglasfläschchen ansetzen. 12 Tropfen davon in der Sahne auflösen und in ein 40 °C warmes Vollbad geben. (Die Mischung reicht für 6 Bäder.) Badezeit: 10 bis 12 Minuten.

Anwendung (Massage): 36 Tropfen der Ölmischung mit dem Olivenöl verrühren und den Verlauf des Ischiasnervs sanft massieren.

Juckreiz

▶ **Duschgel**

Zutaten: 6 Tropfen Zeder, 3 Tropfen Bergamotte, 9 Tropfen Lavendel, 4 Tropfen Teebaum, 100 ml neutrales Duschgel

Anwendung: Die Öle mit dem Duschgel mischen; für reizstillende Brausebäder.

▶ **Direkte Anwendung**

Zutaten: 3 Tropfen Teebaum, 6 Tropfen Lavendel

Anwendung: Die Öle mischen, direkt auf die juckenden Stellen geben und verreiben.

Katerbeschwerden

▶ **Einreibung**

Zutaten: Pfefferminzöl

Anwendung: Auf einen Eiswürfel oder ein im Eisfach vorgekühltes oder mit kaltem Wasser getränktes Stofftaschentuch einige Tropfen des Pfefferminzöls aufträufeln. Nacken und Schläfen mit dieser kühlenden Mischung einreiben. Vorsicht, dass nichts vom Pfefferminzöl in die Augen gelangt! Es kann sonst zu einer schmerzhaften Reizung der Bindehäute kommen.

▶ **Kopfmassage**

Zutaten: 8 Tropfen Lavendel, je 4 Tropfen Bergamotte und Muskatellersalbei, 100 ml Lavendelhydrolat

Anwendung: Öle mit dem Hydrolat vermischen, kalt stellen und für die Kopfmassage verwenden. Massieren Sie dazu mit allen 10 Fingerspitzen die Kopfhaut von der Stirn bis zum Nacken.

Ein Kirschsteinsäckchen (erhältlich im Reformhaus) aus dem Eisfach lindert ebenfalls Juckreiz. Die Kälte zieht die Blutgefäße zusammen, und der Reiz klingt ab. Wenn kein kaltes Säckchen zur Verfügung steht, können auch Eiswürfel, kaltes Wasser, Schnee usw. helfen.

Was sonst noch hilft

Was den Kater noch vertreibt: viel trinken! Der vom Alkohol ausgebrannte Körper lechzt nach Flüssigkeit. Mineralwasser mit 1 Schuss Apfelessig wirkt gut. Empfehlenswert ist auch Melissentee. Zubereitung: 1 Teelöffel Melissenblätter auf 1 Tasse rechnen, aufbrühen, 5 Minuten lang ziehen lassen, abseihen, mit etwas Honig süßen.

Wenn das Durstgefühl bei Kater trotz Flüssigkeitszufuhr nicht vergehen will, hilft nur noch essen. Beispielsweise ein Honigbrot, ein Stück Kuchen, eine Banane. Eine Magnesiumbrausetablette bringt den Kalziumhaushalt wieder in Ordnung, der durch den Alkohol durcheinandergeraten ist.

Keuchhusten

▶ **Innerliche Anwendung**
Zutaten: ägyptisches Schwarzkümmelöl oder -kapseln
Anwendung: 3-mal täglich 25 Tropfen oder 3-mal 2 Kapseln schlucken.
▶ **Badezusatz**
Zutaten: je 6 Tropfen Lavendel und Manuka, 4 Tropfen Majoran, 1 EL Honig
Anwendung: Öle im Honig auflösen und in ein 40 °C warmes Vollbad geben. Badezeit: 8 bis 10 Minuten.

Was sonst noch hilft

Bewährt hat sich der folgende Keuchhustentee: Je 1 Teelöffel Thymiankraut, Sonnentaukraut, Veilchenblüten und Queckenwurzeln mit 1 Liter Wasser überbrühen, 5 bis 10 Minuten lang ziehen lassen, abseihen und mit etwas Honig gesüßt über den Tag verteilt trinken.

Kolik

▶ **Bauchmassage**
Zutaten: je 4 Tropfen Kamille, Fenchel, Anis, Majoran und Pfefferminze, 100 ml Johanniskrautöl
Anwendung: Die Öle gründlich vermischen und für kreisende Bauchmassagen anwenden.
▶ **Heiße Bauchauflage**
Zutaten: 4 Tropfen Kamille, 6 Tropfen Lavendel, 1 EL Apfelessig
Anwendung: Öle im Apfelessig auflösen und kräftig durchschütteln. Dann in 1 Liter heißes Wasser geben. Ein Baumwolltuch mehrfach

falten, mit der heißen Mischung übergießen oder es darin tränken. Auf den Bauch legen und mit einem Frotteehandtuch und einer Decke zudecken. Wenn die Auflage abgekühlt ist, wiederholen.

▶ **Entkrampfendes Vollbad**
Zutaten: je 4 Tropfen Fenchel und Muskatellersalbei, je 2 Tropfen Anis und schwarzer Pfeffer, 50 ml Sahne
Anwendung: Öle in der Sahne auflösen und in ein 38 bis 40 °C warmes Vollbad geben. Badezeit: 10 bis 12 Minuten. Ruhe und Wärme sorgen für ein Nachlassen der krampfartigen Schmerzen im Bauchraum.

Was sonst noch hilft
Lindernd wirkt ein heißes Kirschsteinsäckchen (aus dem Reformhaus oder dem Naturheilmittelhandel). Im Backofen oder in der Mikrowelle auf 160 °C erhitzen. Auf die schmerzende Stelle packen und mit einer Wolldecke zudecken.

Konzentrationsschwäche

▶ **Direktanwendung**
Zutaten: 2 Tropfen Lavendel oder Pfefferminze
Anwendung: Als Soforthilfe auf ein Taschentuch träufeln und den Duft einatmen. Vor einem wichtigen Gespräch oder einer Prüfung ein gutes Mittel, um die Konzentration zu steigern.

▶ **Aromatherapie**
1. *Zutaten:* je 3 Tropfen Basilikum und Geranium
2. *Zutaten:* 3 Tropfen Rosmarin, 2 Tropfen Zitrone, 1 Tropfen Zypresse
Anwendung: Eine der Duftmischungen in der Duftlampe oder in einem Schälchen mit Wasser auf dem Stövchen, dem sonnigen Fensterbrett oder auf der Heizung verdampfen. Die zweite Aromamischung eignet sich besonders für Konzentration am Schreibtisch, auch für Kinder bei den Hausaufgaben.

▶ **Ohrmassage**
Zutaten: je 2 Tropfen Nelke, Bergamotte, Neroli und Rosenholz, 30 ml Mandelöl

Das heiße Kirschsteinsäckchen kann auch auf die Auflage mit ätherischen Ölen gepackt werden. Diese heiße Quelle sorgt dann dafür, dass die Wärme länger erhalten bleibt.

Das steigert die Konzentration

- Autogenes Training
- Bauchatmung, ganz bewusst und mindestens 5 Minuten lang
- Eine Ernährung mit hohen Cholinanteilen. Cholin ist die Vorstufe einer Aminosäure und entsteht im Darm u. a. aus Folsäure, Vitamin B12, Methionin und Serin. Diese Stoffe sind in Geflügel, Fisch, grünem Blattgemüse (Salaten) und in Bierhefe enthalten.

Man kann den wichtigen Biostoff Cholin auch direkt mit der Nahrung aufnehmen. Er findet sich beispielsweise in Vollkornbrot, Nüssen, Leber und außerdem in Eiern.

- Auch ein Glas Wein zum Essen erhöht die Konzentrationsfähigkeit. Es sorgt für eine bessere Durchblutung (vor allem des Gehirns) und beugt einem Nachlassen der geistigen Kräfte vor.

Kompressen oder Massagen mit Ingweröl können auch rheumatische Erkrankungen wie Arthritis und Muskelschmerzen lindern. Aber Vorsicht: Ingwer gehört zu den hautrötenden Ölen und sollte stark verdünnt werden. Für eine Massagemischung reicht 1 Tropfen, vermischt mit Mandel-, Weizenkeim- oder Olivenöl.

Anwendung: Alle Zutaten gründlich vermischen. Finger damit benetzen und eine Ohrmassage wie folgt durchführen: Mit den Fingern linke Ohrmuschel, Ohrläppchen und die Region hinter dem Ohr massieren. Dann die Ohrmuschel nach unten zum Läppchen hin ausstreifen. Anschließend das rechte Ohr massieren, schließlich beide Ohren gleichzeitig. Den ganzen Vorgang je nach Bedarf etwa 3- bis 4-mal wiederholen.

▶ **Konzentrationsbad**
Zutaten: je 3 Tropfen Rosmarin, Ingwer und Wacholder, 2 Tropfen Pfefferminze, 100 ml Sahne
Anwendung: Öle in der Sahne auflösen und in ein 38 °C warmes Vollbad geben. Badezeit: 7 bis 12 Minuten.

Kopfhautspannung

▶ **Massage**
Zutaten: 5 Tropfen Lavendel, je 3 Tropfen Bergamotte und Muskatellersalbei, 100 ml Melissenhydrolat
Anwendung: Die Öle im Hydrolat lösen. Die Mischung mit dem Zerstäuber auf die Kopfhaut sprühen und diese sanft massieren – etwa so wie beim Haarewaschen.

Kopfschmerz

▶ **Schläfenmassage**
Zutaten: 10 Tropfen Pfefferminze, 50 ml Jojobaöl
Anwendung: Öle vermischen, Stirn und Schläfen damit sanft kreisend massieren. Manchmal ist der Erfolg besonders gut, wenn auch der Nacken in die Massage mit einbezogen wird.

▶ **Entspannungsmassage**
1. Zutaten: je 4 Tropfen Lavendel, Pfefferminze, Kamille und Basilikum, 50 ml Jojobaöl
2. Zutaten: je 3 Tropfen Angelika und Neroli, je 4 Tropfen Sandelholz und Limette, 50 ml Jojobaöl
Anwendung: Die Zutaten der gewählten Mischung gut verrühren und damit zur Entspannung Nacken, Arme, Schläfen und Stirn massieren.

▶ **Kopfmassage**
1. Zutaten: 12 Tropfen Pfefferminze, 4 Tropfen Rosmarin, 2 Tropfen Basilikum, 50 ml Pfefferminzhydrolat
2. Zutaten: je 3 Tropfen Angelika und Muskatellersalbei, 2 Tropfen Melisse, 6 Tropfen Bergamotte, 50 ml Zitronenhydrolat
Anwendung: Die Öle je nach Rezeptur mit Pfefferminz- oder Zitronenhydrolat mischen und damit die Kopfhaut massieren.

▶ **Entspannendes Vollbad**
Zutaten: je 2 Tropfen Rosmarin und Melisse, je 4 Tropfen Rose und Lavendel, 50 ml Sahne
Anwendung: Öle in der Sahne auflösen und in ein 38 °C warmes Vollbad geben. Dieses locker und entspannt etwa 10 Minuten genießen.

▶ **Aromatherapie**
Zutaten: je 1 Tropfen Lavendel, Pfefferminze, Kamille und Basilikum
Anwendung: In der Duftlampe oder in einem Schälchen mit Wasser, das auf dem Stövchen, dem sonnigen Fensterbrett oder der Heizung steht, verdampfen. Dazu entspannende, meditative Musik hören.

Was sonst noch hilft

▶ **Akupressur** Den chinesischen Akupressurpunkt Tai Yang (die Sonne – Sonnenpunkt) suchen. Er liegt ungefähr 1 Fingerbreit hinter

Pfefferminze ist nach einer Studie der Universität Kiel eines der besten Antikopfschmerzmittel überhaupt. Es kann pur auf den Schläfen verrieben werden; wegen der Gefahr der Augenreizung verwendet man es aber besser als Mischung.

dem äußeren Ende der Augenbrauen und ist als leichte Vertiefung zu fühlen. Diesen Punkt sanft massieren, dabei die Finger im Uhrzeigersinn bewegen. Massagedauer: etwa 1 Minute.

▶ **Dinkelkissen** Wenn Sie zu Kopfschmerzen neigen, sollten Sie grundsätzlich auf einem Dinkelkissen schlafen (erhältlich im Reformhaus oder im Naturwarenhandel).

▶ **Aromamischung** Vor dem Schlafen 1 Tropfen der Ölmischung »Rosengarten« (aus dem Fachhandel) auf der Stirn verreiben.

Krampfadern

Die Neigung zu Krampfadern ist manchmal vererbt, kann aber auch durch langes Stehen, falsche Ernährung oder Übergewicht entstehen. Auch eine Schwangerschaft kann durch das erhöhte Gewicht und den Druck auf den Beckenraum ein Anschwellen der Beinvenen verursachen.

▶ **Einreibung und Umschlag**
Zutaten: 7 Tropfen Limette, 3 Tropfen Angelika, 8 Tropfen Zypresse, 6 Tropfen Schafgarbe, 100 ml Olivenöl
Anwendung: Alle Zutaten vermischen und damit die Beine einreiben. Oder etwas davon auf einem angefeuchteten Tuch verteilen und als Auflage oder Wickel anwenden.

▶ **Beinmassage**
Zutaten: 12 Tropfen Grapefruit, je 6 Tropfen Zypresse, Lavendel und Wacholder, 100 ml Jojobaöl
Anwendung: Alle Öle gut mischen, Beine sanft damit massieren.

▶ **Schmerzstillende Auflage**
Zutaten: 1 Schuss Apfelessig, 5 Tropfen Teebaum oder Manuka
Anwendung: 1 Liter kaltes Wasser mit dem Apfelessig versetzen. Damit ein mehrfach gefaltetes Baumwolltuch tränken und auswringen. Mit dem Öl beträufeln und auf die schmerzenden Krampfadern legen. Beine hochlegen.

▶ **Wickel für die Nacht**
Zutaten: 20 Tropfen Teebaum oder Manuka, 60 Tropfen Olivenöl
Anwendung: Die Öle mischen und auf ein mehrfach gefaltetes Baumwolltuch geben. Um das Bein wickeln und befestigen.

▶ **Lindernde Creme**
Zutaten: 20 Tropfen Teebaum oder Manuka, 1 EL Feuchtigkeitscreme
Anwendung: Öl in die Creme einrühren und damit täglich die Krampfadern eincremen.

Was sonst noch hilft

Lindernd wirken auch äußerliche Anwendungen mit Beinwell oder Eichenrinde. Frische Beinwellwurzel schälen, unter fließendem heißem Wasser kurz waschen und im Mixer zu Brei zerkleinern. Auf ein mehrfach gefaltetes Baumwolltuch geben und auflegen. Mit einer Binde befestigen. Oder: Fein geschnittene, getrocknete Wurzel kurz aufkochen (2 Esslöffel auf 2 Tassen Wasser) und nach dem Abseihen ein gefaltetes Baumwolltuch für eine Auflage damit tränken.

Für eine Auflage mit Eichenrinde 2 Esslöffel geschnittene Rinde 15 Minuten in 1/2 Liter Wasser abkochen. Nach dem Erkalten abseihen. Ein mehrfach gefaltetes Baumwolltuch damit tränken und auswringen. Als Auflage anwenden, bis das Tuch trocken ist.

Krätze

▶ Einreibung und Auflagen

Zutaten: je 2 Tropfen Bergamotte und Thymian, 10 Tropfen Pfefferminze, 6 Tropfen Zimt, 100 ml Olivenöl

Anwendung (Einreibung): Öle mischen und die Krätzestellen damit einreiben.

Anwendung (Auflagen): Ein mehrfach gefaltetes Baumwoll- oder Leinentuch mit dem Öl tränken und auf die befallenen Stellen auflegen. Über Nacht eventuell als Wickel einsetzen; dazu mit einer Mullbinde fixieren.

▶ Desinfektionsbad

Zutaten: 12–15 Tropfen Teebaum, 1 EL Sahne

Anwendung: Teebaumöl in Sahne auflösen und ins 40 °C warme Badewasser geben. Badezeit: ca. 10 Minuten.

▶ Krätzecreme

Zutaten: je 2 Tropfen Cajeput, Manuka und Teebaum, 1 EL Feuchtigkeitscreme

Anwendung: Öle in die Creme einrühren und die Krätzeherde damit eincremen.

▶ Für die Waschmaschine

Zutaten: 50 Tropfen Teebaum

Wärme schadet bei Krampfadern! Nicht in die Sonne legen, nicht in der heißen Jahreszeit in südliche Länder reisen, auch in unseren Breiten an heißen Tagen lieber den Schatten aufsuchen und die Beine kühlen.

Anwendung: Pro Maschinenfüllung die angegebene Menge Öl zugeben, um Wäsche, Handtücher oder Bettzeug gründlich von den Milben zu reinigen.

Was sonst noch hilft

▶ **Tee gegen Krätze** 1 Esslöffel Ringelblumenblüten pro Tasse Tee aufbrühen, 10 Minuten lang ziehen lassen, abseihen. Mehrere Tassen am Tag davon trinken. Ringelblumen stoppen oder bessern die Entzündungen. Deshalb auch etwas von dem Tee auf die betroffenen Hautstellen tupfen.

▶ **Krätzesalbe nach dem Bad** Je 20 Gramm Schwefelblüte (blassgelbes Pulver aus rasch abgekühltem Schwefeldampf) und Perubalsam (ätherisches Öl) in 200 Gramm Fett rühren (Vaseline oder Schweineschmalz). Vor dem Auftragen auf die befallenen Stellen ein Desinfektionsbad nehmen (siehe Seite 49). Salbe 4 bis 5 Tage lang 1-mal täglich auf die Krätzestellen auftragen und gut verreiben.

Die folgenden ätherischen Öle können ebenfalls in Waschmischungen und Öle gegen Krätzemilben eingesetzt werden, wirken aber nicht ganz so gut wie Teebaum: Bergamotte, Eukalyptus, Knoblauch, Lavendel, Nelke, Pfefferminze, Rosmarin, Salbei, Zitrone.

Kummer

▶ **Bauchmassage**
Zutaten: je 6 Tropfen Zypresse, Geranie und Zitrus (Limette oder Zitrone), je 3 Tropfen Neroli und Zeder, 50 ml Mandelöl
Anwendung: Die Öle vermischen und damit morgens und abends kreisend im Uhrzeigersinn den Bauch massieren.

▶ **Aromatherapie**
Zutaten: 4 Tropfen Lavendel, je 3 Tropfen Mandarine und Ingwer
Anwendung: In der Duftlampe oder im Schälchen mit Wasser auf dem sonnigen Fensterbrett oder der Heizung verdampfen.

Läuse

▶ **Einreibung**
Zutaten: je 3 Tropfen Eukalyptus und Thymian, 9 Tropfen Lavendel, 6 Tropfen Geranie, 50 ml Johanniskrautöl
Anwendung: Die Öle gut mischen und den Körper damit einreiben.

▶ **Haarwasser**
Zutaten: je 3 Tropfen Eukalyptus und Thymian, 9 Tropfen Lavendel, 6 Tropfen Geranie, 50 ml Lavendelhydrolat
Anwendung: Die Öle mit dem Hydrolat vermischen und damit die Haare und die Kopfhaut behandeln.

▶ **Teebaumshampoo**
Zutaten: 10–12 Tropfen Teebaum, ca. 1 EL Fertigshampoo
Anwendung: Teebaumöl bei der Haarwäsche zu der üblichen Shampooportion geben. 10 Minuten lang einwirken lassen, ausspülen.

▶ **Haarlotion**
Zutaten: 25 ml Alkohol (50%), 25 ml destilliertes Wasser, 1 1/2 TL Teebaum
Anwendung: Alkohol und Wasser mischen, das Teebaumöl zugeben. Die Kopfhaut damit massieren und über Nacht einwirken lassen.

Alle Behandlungen so lange durchführen, bis alle Läuse und Nissen (Eier) beseitigt sind. Kleidung waschen (Teebaumöl zusetzen – etwa 50 Tropfen pro Maschinenfüllung). Kämme etc. in Teebaumlösung auswaschen (10 Tropfen auf 1/2 Liter Wasser und 1 Schuss Alkohol).

Lippenherpes

Siehe auch Herpes labialis, Seite 38

▶ **Zum Auftragen**
1. Zutaten: je 6 Tropfen Bergamotte und Zitrone, 4 Tropfen Eukalyptus, 50 ml Johanniskrautöl
2. Zutaten: 8 Tropfen Teebaum, 1 TL Alkohol (50%)
Anwendung: Die Zutaten der ausgewählten Rezeptur vermischen und damit mehrmals täglich die Bläschen betupfen.

Magenverstimmung

▶ **Bauchmassage**
1. Zutaten: je 4 Tropfen Ingwer und Anis, je 6 Tropfen Lavendel und Fenchel, 8 Tropfen Bitterorange, 50 ml Olivenöl
2. Zutaten: je 3 Tropfen Fenchel und Estragon, je 4 Tropfen Koriander und Kreuzkümmel, 50 ml Johanniskrautöl
3. Zutaten: je 6 Tropfen Lavendel und Muskatellersalbei, 3 Tropfen Estragon, 50 ml Johanniskrautöl

Wenn bei Lippenherpes noch keine Bläschen zu sehen sind, nur das Kribbeln zu spüren ist, hilft Eis. Eiswürfel in ein Leinenläppchen geben (nicht direkt auf die Haut, es klebt fest) und auf die Kribbelstelle drücken. Am besten so lange wiederholen, bis die Symptome verschwunden sind.

Das tut gut bei Magenproblemen

▶ **Teemischung:** Je 2 Teelöffel Kamillenblüten, Pfefferminze, Melissenblätter für 1/2 Liter Tee. Aufbrühen, 10 Minuten lang ziehen lassen, abseihen. Diesen Tee vor und nach dem Essen trinken.

▶ **Fencheltee:** 1 Esslöffel Fenchelsamen für 1/2 Liter Tee. Aufbrühen, 5 bis 7 Minuten lang ziehen lassen, abseihen. Nach dem Essen trinken.

▶ **Kümmeltee:** 1 Teelöffel (etwas zerstoßen) für 1 Tasse Tee aufbrühen, 10 Minuten lang zugedeckt stehen lassen, dann abseihen.

Dieser Tee sollte zwischen den Mahlzeiten getrunken werden. Vor allem ist er angebracht, wenn blähende Speisen auf den Tisch kommen wie Kohl, Hülsenfrüchte oder Bohnen.

▶ **Kümmelfrüchte,** die beste Heilpflanze bei Krämpfen im Magen-Darm-Bereich, unterstützen auch die Leber und den Gallenfluss. Die Heilwirkung erreicht man ebenfalls, wenn man 1 Teelöffel Kümmel zerkaut oder 10 Tropfen ätherisches Kümmelöl auf 1 Stück Würfelzucker einnimmt.

Besonders wirksam, haltbar und wohlschmeckend: Kümmelschnaps. Lassen Sie dazu 40 Gramm zerstoßenen Kümmel mit 1/2 Liter Weingeist oder klarem Schnaps 14 Tage lang ziehen. Abseihen und in einer Flasche verkorken. Bei Bedarf 1 bis 2 Gläschen nach der Mahlzeit trinken.

4. Zutaten: je 4 Tropfen Muskatellersalbei, Lavendel und Zeder, 2 Tropfen Angelika, 50 ml Olivenöl
Anwendung: Die Zutaten der ausgewählten Rezeptur mischen und den Bauch damit im Uhrzeigersinn kreisend massieren.

▶ **Riechinhalation**
Zutaten: 2 Tropfen Basilikum
Anwendung: Öl auf ein Taschentuch träufeln und Duft tief einatmen.

Mandelentzündung

▶ **Inhalation**
Zutaten: je 4 Tropfen Bergamotte, Salbei und Melisse, 6 Tropfen Thymian
Anwendung: Von dieser Mischung 6 Tropfen in 1 Liter heißes Wasser träufeln und unter einem großen Handtuch 5 bis 7 Minuten lang inhalieren, dabei abwechselnd durch Mund und Nase atmen.
Tipp: 1 Glas kühlen, trockenen Weißwein langsam in kleinen Schlucken durch den Hals laufen lassen, eventuell auch gurgeln.

Was sonst noch hilft

▶ **Gurgeltees** 1 Esslöffel Salbeikraut oder 2 Esslöffel Arnikablüten für 1/2 Liter Tee aufbrühen, 7 Minuten lang ziehen lassen, abseihen. Mit dem warmen Tee gurgeln.

▶ **Kalter Halswickel** Ein Baumwolltuch mehrfach auf etwas mehr als Halsbreite falten; etwa 1 Zentimeter dick mit 200 Gramm gekühltem Quark bestreichen, breite Ränder frei lassen; eventuell etwas Buttermilch zugeben, damit der Quark länger feucht bleibt. Die Ränder umschlagen, den Wickel um den Hals legen und einen Schal umbinden. Bei Trockenheit erneuern.

> **Eine Mandelentzündung mit starken Schmerzen, Eiter und Fieber gehört in die Hand des Arztes. Die hier genannten Maßnahmen können nach Absprache mit diesem unterstützend eingesetzt werden.**

Masern

▶ **Einreibung**
Zutaten: je 6 Tropfen Bergamotte und Eukalyptus, je 4 Tropfen Teebaum und Lavendel, 100 ml Olivenöl
Anwendung: Öle mischen und damit den Körper einreiben.

▶ **Waschungen**
Zutaten: 5 Tropfen Manuka, 1 EL Sahne
Anwendung: Öl in der Sahne auflösen, in eine Schüssel mit warmem Wasser geben, den Körper mit einem weichen Waschlappen abreiben, der mit dem desinfizierenden Waschwasser getränkt wurde.

▶ **Aromatherapie**
Zutaten: je 3 Tropfen Teebaum und Lavendel
Anwendung: In der Duftlampe oder in einem Schälchen mit Wasser, das Sie auf ein Stövchen oder auf die Heizung stellen, verdampfen. Die ätherischen Düfte schaffen eine angenehme Atmosphäre im Krankenzimmer und töten Krankheitskeime ab.

▶ **Gurgelmittel**
Zutaten: 5–8 Tropfen Manuka
Anwendung: Auf 1 Glas lauwarmes Wasser geben und damit mehrmals gurgeln lassen. Gurgelwasser anschließend ausspucken, keinesfalls schlucken!

▶ **Inhalation**
Zutaten: je 2 Tropfen Teebaum und Salbei, 1 Tropfen Neroli

Die Anwendungen von A bis Z

Bei Masern sind Einreibungen mit ätherischen Ölen eine große Hilfe. Sie dämmen den quälenden Juckreiz ein und wirken über die Atemwege gleichzeitig beruhigend.

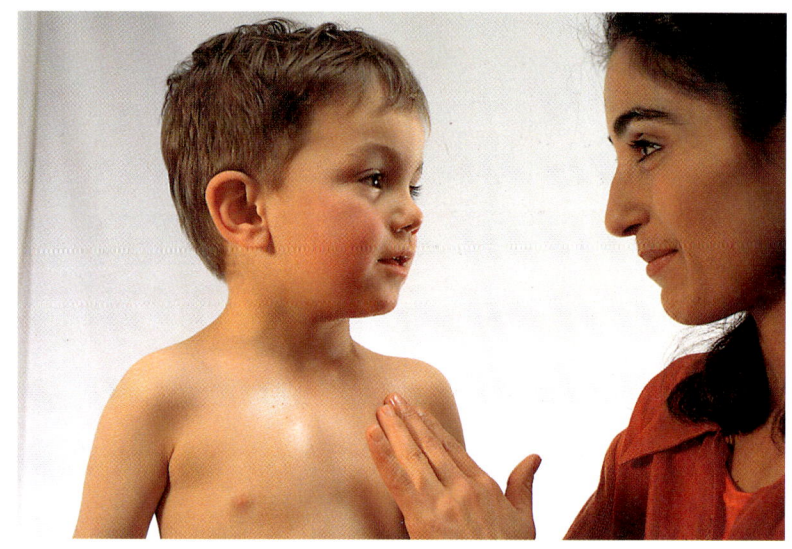

Anwendung: In eine Schüssel mit gut 1 Liter heißem Wasser (Temperatur prüfen, bei allzu heißem Wasser kann man sich verbrühen!) geben und unter einem großen Handtuch mit geschlossenen Augen 4 bis 6 Minuten lang inhalieren – wenn die Behandlung angenehm ist, auch bis zu 10 Minuten lang inhalieren. Dabei sollte man abwechselnd durch Mund und Nase atmen.

Menstruationsbeschwerden

Der Begriff »prämenstruelles Syndrom« (PMS) umfasst eine ganze Anzahl von Beschwerden, unter denen viele Frauen in der Woche vor dem erwarteten Beginn ihrer Periode leiden: Kopfschmerzen und Übelkeit, Wasseransammlungen im Gewebe, aber auch Reizbarkeit und ein Mangel an Konzentrationsfähigkeit. Um die Beschwerden zu lindern, sollten Sie weißes Mehl und weißen Zucker sowie Fertiggerichte, Kaffee und Alkohol möglichst meiden.

Siehe auch Periodenbeschwerden, Seite 69f.

▶ **Bauchmassage**
1. Zutaten: je 6 Tropfen Hopfen und Majoran, je 3 Tropfen Kamille und Salbei, 50 ml Mandelöl
2. Zutaten: je 3 Tropfen Rose und Grapefruit, je 2 Tropfen Ylang-Ylang, Kreuzkümmel und Rosenholz, 30 ml Johanniskrautöl, 70 ml Mandelöl
Anwendung: Die Öle der gewählten Rezeptur mischen und den Bauch, eventuell auch die Brust, sanft im Uhrzeigersinn kreisend massieren. Auch die Kreuzbeinregion in die Massage mit einbeziehen.

▶ **Entspannungsbad**
1. Zutaten: 4 Tropfen Lavendel, 5 Tropfen Muskatellersalbei, 3 Tropfen Melisse, 1 Tropfen Neroli, 2 EL Johanniskrautöl
2. Zutaten: je 5 Tropfen Hopfen und Majoran, je 4 Tropfen Kamille und Salbei, 2 EL Johanniskrautöl
3. Zutaten: 4 Tropfen Rose, 5 Tropfen Geranium, je 1 Tropfen Jasmin und Neroli, 2 EL Johanniskrautöl
Anwendung: Die Öle der gewählten Rezeptur gut mischen und in das 39 °C warme Vollbad geben. Badezeit: 15 Minuten.

▶ **Auflage**
Zutaten: je 3 Tropfen Muskatellersalbei, Majoran und Kamille
Anwendung: Die Öle in 1 Liter warmes Wasser geben. Ein Gästehandtuch damit tränken, leicht auswringen und auf den Unterbauch legen. Mit einem Frotteehandtuch zudecken. Bei Bedarf wiederholen.

▶ **Innerliche Anwendung**
Zutaten: Nachtkerzenöl oder -kapseln
Anwendung: Täglich 3-mal 5 Tropfen zu den Mahlzeiten oder 3-mal 2 Kapseln, ebenfalls zu den Mahlzeiten, einnehmen.

▶ **Aromatherapie**
Zutaten: je 2 Tropfen Zitrone und Bergamotte, je 1 Tropfen Ylang-Ylang und Neroli
Anwendung: In der Duftlampe oder in einem Schälchen mit Wasser, das Sie auf das sonnige Fensterbrett, das Stövchen oder die Heizung stellen, verdampfen lassen.

Auch die regelmäßige Einnahme von ägyptischem Schwarzkümmelöl (flüssig oder 2-mal 3 Kapseln pro Tag) kann die Periodenbeschwerden deutlich verringern.

Was sonst noch hilft

▶ **Johanniskraut-Nachtkerzen-Tee** Pro Tasse Tee 1 gehäuften Esslöffel Johanniskraut kalt ansetzen und kurz aufkochen, nach 5 Minuten abseihen und abkühlen lassen. Dem trinkwarmen Tee 5 bis 10 Tropfen Nachtkerzenöl in 1 Teelöffel kalter Milch zugeben. 1 bis 3 Tassen täglich in der prämenstruellen Phase trinken.

▶ **Pestwurztee** 1 gehäufter Teelöffel Pestwurzblätter (auch mit Wurzeln gemischt) in einer Tasse überbrühen, 10 Minuten lang ziehen lassen, abseihen. 2-mal am Tag zu den Hauptmahlzeiten je 1 Tasse trinken (hilft auch bei Magen- und Darmkrämpfen sowie bei Asthma).

Achtung: Nicht länger als 6 Wochen im Jahr anwenden, während der Schwangerschaft und der Stillzeit überhaupt nicht!

▶ **Kissentherapie** Ein Dinkelsitzkissen und Omas Kirschsteinsäckchen im Backofen auf gut 100 bis 120 °C erwärmen. Das Dinkelkissen auf eine ebene Unterlage legen, mit dem Kreuz darauf niederlassen. Das heiße Kirschsteinsäckchen auf den bloßen Unterleib legen, damit sanft kreisend die gesamte Beckenregion massieren, am besten unter einer (Woll-)Bettdecke. Die Wärme entspannt und lindert die Schmerzen.

Migräne

▶ **Kopfmassage und Auflage**
Zutaten: je 10 Tropfen Lavendel und Schafgarbe, 50 ml Lavendelhydrolat
Anwendung (Massage): Öle mit dem Hydrolat mischen und die Kopfhaut damit massieren.
Anwendung (Auflage): Ein dünnes Tuch (Taschentuch) mit der Mischung tränken, auf die schmerzende Kopfregion legen; wenn das Tuch trocken ist, eventuell erneuern.

▶ **Einreibung**
Zutaten: Pfefferminze
Anwendung: Pur auf Schläfen, Nacken und Kopfhaut verreiben. Vorsicht, nicht in die Augen gelangen lassen!

▶ **Aromatherapie**
Zutaten: je 2 Tropfen Minze und Lavendel, 1 Tropfen Rose
Anwendung: In der Duftlampe oder in einem Schälchen mit Wasser, das Sie auf ein Stövchen, ein sonniges Fensterbrett oder auf die Heizung stellen, verdampfen.

Silberweidenrinde gilt als Aspirin der Volksmedizin. Bei Migräne hilft ein Tee: Dazu 1 gehäuften Teelöffel Rinde von der Silberweide mit 1/4 Liter kaltem Wasser ansetzen, 6 bis 8 Stunden lang ziehen lassen. Dann kurz aufkochen und abseihen. Den Tee über den Tag verteilt trinken.

Milchschorf

▶ **Kopfmassage**
Zutaten: 5 Tropfen Manuka, 1 TL Olivenöl
Anwendung: Öle mischen, im Wasserbad leicht auf Körpertemperatur

anwärmen (36 °C). Sanft in die Kopfhaut des Babys einmassieren. 5 bis 10 Minuten lang wirken lassen, mit Babyshampoo auswaschen.

Was sonst noch hilft

Lindernd wirkt Stiefmütterchentee. Der Tee, der von Erwachsenen mit Akne und Hautekzemen zu den Mahlzeiten getrunken werden kann (Blutreinigungstee), darf bei Babys nur äußerlich für Waschungen und zum Betupfen angewandt werden. 2 Teelöffel Stiefmütterchenkraut mit 1 Tasse kaltem Wasser ansetzen, kurz aufkochen lassen und dann durch ein Sieb abseihen.

Mittelohrentzündung

Siehe auch Ohrenschmerzen, Seite 68

▶ **Direkte Anwendung**
Zutaten: 2–3 Tropfen Lavendel bzw. Teebaum
Anwendung: Das Öl auf einen Wattebausch träufeln und behutsam in den Gehörgang einführen. Den Wattebausch (und die Ölsorte) morgens und abends wechseln.
▶ **Ohrentropfen**
Zutaten: 3–4 Tropfen Manuka, 1 TL Mandelöl
Anwendung: Die Öle im Wasserbad auf Körpertemperatur (36 °C) erwärmen. Von dieser Mischung vorsichtig mit einer Pipette (Apotheke) immer wieder einige Tropfen in den Gehörgang träufeln und das Ohr mit einem Wattebausch locker verschließen.

Was sonst noch hilft

Zur ersten Selbsthilfe ein Kirschsteinsäckchen (gibt es im Reformhaus und im Naturheilmittelhandel), das im Backofen oder in der Mikrowelle erwärmt wurde – maximal 50 °C – auf das Ohr legen. Es kann helfen – aber der entzündliche Prozess kann auch verstärkt werden, so dass das Trommelfell durchbricht. Das klingt schlimm, aber dann können Schleim und Eiter abfließen, und die Heilung beginnt. Zur Wirkungsverstärkung Zwiebeln in Scheiben schneiden, in ein Tuch

> **Ohrenschmerzen werden fast immer von einer Entzündung im Mittelohr verursacht. Wenn sie länger als zwei Tage dauern, zunehmen und von Fieber begleitet werden, muss umgehend ein HNO-Arzt aufgesucht werden!**

rollen, mit der Faust quetschen, so dass Saft austritt, auf das Ohr legen und das Kirschsteinsäckchen mit ca. 80 °C darauf packen. Fingerlinge (Apotheke) eignen sich gut als Zwiebelsäckchen, die dann um das Ohr herumgelegt werden können.

Müdigkeit

▶ **Anregendes Duschbad**
Zutaten: 12 Tropfen Rosmarin, 6 Tropfen Limette oder Zitrone, 100 ml neutrales Duschgel
Anwendung: Die Öle mit dem Duschgel vermischen für herrlich erfrischende, anregende Brausebäder.

▶ **Aromatherapie**
Zutaten: 2 Tropfen Geranium, je 1 Tropfen Wacholder, Lorbeer und Neroli
Anwendung: In der Duftlampe oder einem Schälchen mit Wasser, das Sie auf das Stövchen, auf die sonnige Fensterbank oder die Heizung stellen, verdampfen.
Info: Ständige Müdigkeit kann auf eine Leberkrankheit oder auf Diabetes mellitus hindeuten. Eine ärztliche Diagnose ist angezeigt.

Bei grundloser Müdigkeit spielen oft Lebensmittelallergien, z. B. gegen Milch, Hühnereier, Weizen oder Zitrusfrüchte, eine Rolle. Lassen Sie sich bei Ihrem Arzt über eine Suchdiät beraten, um das verursachende Lebensmittel zu identifizieren und es vom Speiseplan streichen zu können.

Mundentzündung

▶ **Zum Betupfen**
Zutaten: je 3 Tropfen Myrrhe und Fenchel, 6 Tropfen Salbei, 50 ml Olivenöl
Anwendung: Die Öle vermischen und zum Betupfen der wunden Stellen verwenden.

▶ **Direktanwendung**
Zutaten: 1 Tropfen Manuka oder Teebaum oder Myrrhe
Anwendung: Mit einem Wattestäbchen, auf das man unverdünnt eines der angegebenen Öle gibt, immer wieder betupfen. Nicht schlucken, sondern ausspucken!

▶ **Mundwasser**
Zutaten: je 2 Tropfen Pfefferminze und Manuka

Anwendung: Öle auf 1/4 Liter Wasser geben und sowohl morgens als auch abends und zwischendurch nach dem Zähneputzen den Mund damit gründlich spülen. Ausspucken!

▶ **Desinfizierende Mundspülung**

Zutaten: je 5 Tropfen Pfefferminze und Teebaum oder Manuka, 6 Tropfen Lavendel, 3 Tropfen Thymian, 100 ml Pfefferminzhydrolat
Anwendung: Öle mit Hydrolat mischen und damit mehrmals täglich den Mund gründlich spülen. Ausspucken!

▶ **Gurgelmittel**

Zutaten: je 12 Tropfen Teebaum und Myrrhe, 8 Tropfen Manuka
Anwendung: Von dieser Mischung bei Mund- und Zahnfleischentzündung 2 Tropfen in 1 Tasse Wasser geben und damit gurgeln.
Tipp: Von der sehr wirksamen Myrrhe gibt es im Handel (Apotheke) eine fertige Tinktur. In akuten Entzündungsfällen (z. B. für unterwegs) 3-mal täglich unverdünnt mit einem Wattestäbchen auf die entzündeten Stellen auftragen.

Mundgeruch

▶ **Innerliche Anwendung**

Zutaten: Schwarzkümmelöl, Rosinen
Anwendung: 1 Teelöffel Öl zusammen mit einigen Rosinen kauen (ein gutes Dutzend), das erfrischt den Atem ungemein. Oder: 1 Tasse oder 1 Glas Rosinen mit Schwarzkümmelöl übergießen, bis die Früchte bedeckt sind. Davon jeden Tag 1 Teelöffel voll kauen.

▶ **Mundwasser**

Zutaten: je 3 Tropfen Fenchel und Kardamom, je 2 Tropfen Lavendel und Myrrhe, 50 ml destilliertes Wasser
Anwendung: Die Öle zum destillierten Wasser geben, vor Gebrauch gründlich schütteln und 3-mal täglich zur Mundspülung verwenden. Ausspucken!

▶ **Gurgelmittel**

Zutaten: je 6 Tropfen Pfefferminze, Lavendel und Limette oder Zitrone, 3 Tropfen Teebaum, 2 Tropfen Thymian, 100 ml Pfefferminzhydrolat

Mitunter genügt der Verzehr eines Apfels, um lästigen Mundgeruch zu bannen. Oder verrühren Sie 1 Teelöffel Apfelessig mit 1/8 Liter Wasser. Trinken Sie davon, und gurgeln Sie mit dem Rest. Auch 1 Glas Milch (kalt oder warm) kann helfen.

Anwendung: Die Öle mit dem Pfefferminzhydrolat mischen, damit 3-mal täglich gurgeln. Gurgelmittel unbedingt ausspucken!

Muskelkater

▶ **Massage**

1. Zutaten: 9 Tropfen Cajeput, 6 Tropfen Muskatellersalbei, je 3 Tropfen Wacholder und Ingwer, 70 ml Johanniskrautöl, 30 ml Mandelöl
2. Zutaten: 10 Tropfen Teebaum, 1 EL Olivenöl
Anwendung: Öle der gewählten Rezeptur mischen und in den schmerzenden Bereichen sanft einmassieren.

▶ **Aromatherapie**

Zutaten: 2 Tropfen Kamille, je 1 Tropfen Wacholder, Majoran und Lavendel
Anwendung: Der Duft dieser Öle lindert über das vegetative Nervensystem die Schmerzen, indem er entspannend auf die Muskeln wirkt. In der Duftlampe oder einem Schälchen mit Wasser, das Sie auf das sonnenwarme Fensterbrett, ein Stövchen oder auf die Heizung stellen, verdampfen.

Muskelverspannungen

▶ **Badezusatz**

Zutaten: 7 Tropfen Lavendel, 4 Tropfen Wacholder, 3 Tropfen Eukalyptus, 100 ml Sahne
Anwendung: Öle mit der Sahne mischen und in ein 38 °C warmes Vollbad geben. Badezeit: etwa 15 Minuten.

▶ **Einreibung**

Zutaten: je 2 Tropfen Neroli und Majoran, 6 Tropfen Kamille, 4 Tropfen Lavendel, 3 EL Johanniskrautöl
Anwendung: Die Öle vermischen und bei harten, verspannten, schmerzenden Muskeln massierend einreiben.

▶ **Heiße Auflage**

Zutaten: je 3 Tropfen Kamille, Rosmarin und Jasmin, 2 Tropfen Majoran, 1 TL Honig

> **Eine Auflage mit Beinwellabsud hilft ebenfalls bei Verspannungen:** 2 Esslöffel Beinwellwurzeln in 1/2 Liter Wasser aufkochen und dann abseihen. Mit dem Absud ein mehrfach gefaltetes Baumwolltuch (oder Gästehandtuch) tränken und warm auflegen.

Anwendung: Öle im Honig auflösen, dann auf 1/2 Liter heißes Wasser geben, ein mehrfach gefaltetes Baumwolltuch damit tränken, leicht ausdrücken und auf die verspannten Regionen von Schulter und Nacken legen; mit einer Binde fixieren, Pullover überziehen oder eine Decke umlegen.

Nagelbettentzündung

▶ **Direkte Anwendung**
Zutaten: Teebaumöl
Anwendung: Wattebausch oder -stäbchen mit purem Teebaumöl (oder im Verhältnis 1:1 gemischt mit Lavendel) tränken und die entzündete Stelle damit einreiben.

▶ **Fingerbad**
Zutaten: 10 Tropfen Teebaum, 1/2 TL Honig
Anwendung: Öl mit dem Honig verrühren und in eine Schüssel mit höchstens lauwarmem Wasser geben. Die Finger mit der Entzündung darin etwa 10 Minuten lang baden.

▶ **Warmes Ölbad**
Zutaten: 1 EL Olivenöl, 6 Tropfen Teebaum
Anwendung: Olivenöl im Wasserbad erwärmen und Teebaumöl darin auflösen. Die entzündete Stelle etwa 10 Minuten lang darin baden.

Was sonst noch hilft

▶ **Fingerbad** 1 Esslöffel Eichenrinde überbrühen, 10 Minuten lang ziehen lassen. Dann abseihen und warten, bis der Sud handwarm ist. Jetzt Finger etwa 10 bis 12 Minuten lang darin baden, insgesamt bis zu 3-mal am Tag.

▶ **Bockshornkleeauflage** 100 Gramm fein gemahlene Bockshornkleesamen in 1/2 Liter Wasser einrühren, 1 Schuss Apfelessig zufügen und langsam zu einem dicken Brei einkochen lassen. Auf ein Stoffläppchen streichen und auf die eitrige Stelle legen, mit einer Binde locker umwickeln. Warm halten, eventuell (falls die Entzündung dadurch nicht schmerzt) ein heißes Kirschsteinsäckchen auflegen. Die Auflage etwa alle 3 bis 4 Stunden erneuern. Oder den Bockshornklee-

> **Eine Entzündung des Nagelbetts kann äußerst schmerzhaft sein, vor allem, wenn sich unter dem Nagel Eiter ansammelt. Versuchen Sie, möglichst schnell eine Besserung zu erzielen, da sich aus einem verletzten Nagelbett unter Umständen kein normaler Nagel mehr entwickeln kann.**

brei in einen Fingerling aus der Apotheke füllen, den entzündeten Finger hineinstecken und alles mit einer Binde abdichten.

Narben

▶ **Einreibung**

Zutaten: je 4 Tropfen Lavendel, Orangenblüte (Neroli), Sandelholz und Kamille, 100 ml Jojobaöl
Anwendung: Die Öle gut mischen und damit die Narben einreiben (hilft auch bei Dehnungsstreifen in der Schwangerschaft).

Nase, verstopfte

▶ **Nasenöl**

Zutaten: 4 Tropfen Teebaum, 50 ml Jojobaöl
Anwendung: Öle zur Nasenpflege mischen (dieser milde Mix ist auch für Kinder geeignet).
Tipp: Nasenspülung mit leichtem Salzwasser, Anwendung siehe Heuschnupfen, Seite 39f.

Nebenhöhlenentzündung

▶ **Inhalation**

Zutaten: 2 Tropfen Nadelholz (Kiefer), je 1 Tropfen Pfefferminze und Teebaum
Anwendung: Die Öle in 1 Liter heißes Wasser geben, unter einem Handtuch 7 Minuten lang inhalieren (durch die Nase atmen).

▶ **Badezusatz**

Zutaten: 10 Tropfen Teebaum, 4 Tropfen Eukalyptus, 1 TL Honig
Anwendung: Öle mit Honig mischen und in ein 38 bis 40 °C warmes Vollbad geben. Badezeit: 12 bis 15 Minuten.

▶ **Direktanwendungen**

Zutaten: 1–2 Tropfen Teebaum
Anwendung: Mehrmals täglich auf Stirn und Nase verreiben (Vorsicht: nicht in die Augen gelangen lassen!).

Vitamin E kann dabei helfen, Narben gar nicht erst entstehen zu lassen. Am besten eine Ölkapsel (Apotheke) anstechen und auf die frische Wunde geben. Die Narbenbildung bleibt damit im Minimalbereich, die Wundheilung verläuft sehr rasch.

Zutaten: 1 Tropfen Pfefferminze oder Eukalyptus
Anwendung: Vor dem Schlafengehen auf das Kopfkissen träufeln.

▶ **Aromatherapie**

Zutaten: je 1 Tropfen Weißbirke und Zeder, je 2 Tropfen Thymian und Zitrone
Anwendung: In der Duftlampe oder in einem Schälchen mit Wasser, das Sie auf das Stövchen, auf die sonnige Fensterbank oder auf die Heizung stellen, verdampfen.

▶ **Einreibung**

Zutaten: je 2 Tropfen Teebaum und Ringelblume, je 1 Tropfen Neroli und Angelika, 10 ml Johanniskrautöl
Anwendung: Öle mischen und damit mehrmals täglich Nasenflügel und Umgebung massieren.

▶ **Auflage**

Zutaten: 4 Tropfen Teebaum, 2 Tropfen Angelika, 1/2 TL Honig
Anwendung: Öle mit Honig verrühren, in 1/2 Tasse heißes Wasser mischen, Taschentuch darin tränken und 5 bis 10 Minuten lang auf die Nase legen; insgesamt 3-mal täglich.
Info: Suchen Sie bei einer Nebenhöhlenentzündung den Arzt auf, und sprechen Sie mit ihm zusätzliche Therapiemaßnahmen ab.

Einige Nahrungsmittel wie Milchprodukte und Weizen scheinen manche Menschen für eine Nasennebenhöhlenentzündung anfällig zu machen, da sie eine exzessive Schleimbildung begünstigen. Im akuten Krankheitsfall sollten sie deshalb für mehrere Tage gemieden werden.

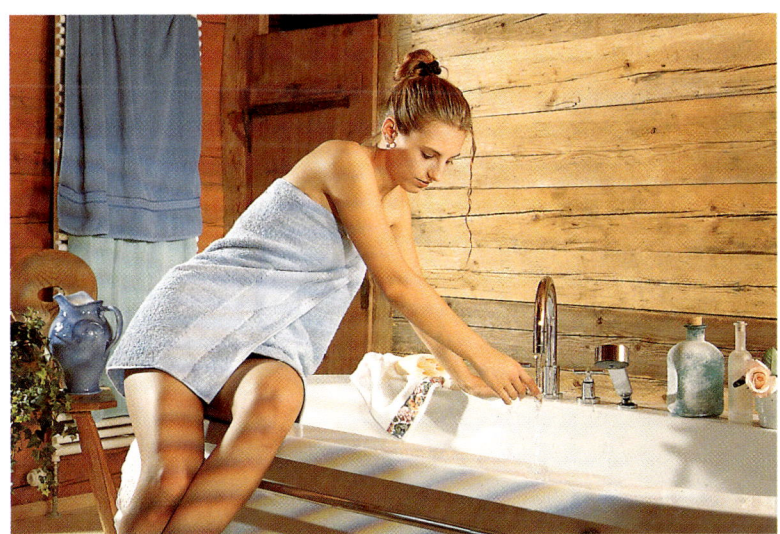

Denken Sie bei Badezusätzen immer daran: Ätherische Öle sind nicht wasserlöslich und müssen mit einem Lösungsmittel – Sahne, Milch oder Honig – verrührt werden, da sie pur beim Baden zu Hautreizungen führen können.

Was sonst noch hilft
Bei einer verstopften Nase und verklebten Nebenhöhlen hilft ein Dampfbad mit Salz. 2 Esslöffel Kochsalz auf 1 Liter siedend heißes Wasser geben und rühren, bis sich das Salz vollständig gelöst hat. Dann unter einem großen Handtuch 5 bis 10 Minuten lang inhalieren.

Nervenschmerzen

▶ **Direkte Anwendung**
Zutaten: Cajeputöl
Anwendung: Einige Tropfen auf den betroffenen Stellen verreiben.

Nervöse Erschöpfung

▶ **Badezusatz**
1. Zutaten: je 3 Tropfen Basilikum, Angelika, Jasmin, Rosmarin und Vetiver, 1 EL Honig
2. Zutaten: 4 Tropfen Majoran, je 3 Tropfen Petitgrain, Kamille und Geranie, 100 ml Sahne
Anwendung: Je nach gewählter Rezeptur Öle mit Honig oder Sahne verrühren und ins 38 °C warme Vollbad geben. Badezeit: 10 Minuten.

▶ **Massage**
1. Zutaten: je 4 Tropfen Mandarine, Neroli, je 3 Tropfen Lavendel, Muskatellersalbei, 2 Tropfen Ylang-Ylang, 100 ml Weizenkeimöl
2. Zutaten: 5 Tropfen Petitgrain, 4 Tropfen Basilikum, 3 Tropfen Melisse, 1 Tropfen Neroli, 100 ml Mandelöl
Anwendung: Zutaten der gewählten Rezeptur mischen und für entspannende Massagen verwenden.

▶ **Aromatherapie**
Zutaten: 2 Tropfen Jasmin, je 1 Tropfen Neroli und Muskatellersalbei, eventuell 4–8 Tropfen Weingeist (zum Zerstäuben)
Anwendung: Öle mit Weingeist vermischt in einen Zerstäuber geben und die beruhigenden Düfte im Raum versprühen. Oder in der Duftlampe, auch in einem Schälchen mit Wasser, das Sie auf das Stövchen, die sonnige Fensterbank oder auf die Heizung stellen, verdampfen.

Hauptsymptome der nervösen Erschöpfung sind eine gesteigerte Erregbarkeit, allgemeine Erschöpfung, mangelnde Konzentrationsfähigkeit, Störungen in der Herzgegend sowie Kopf-, Kreuz- und Muskelschmerzen. Diese können manchmal so schlimm sein, dass der Patient zeitweise seinen Beruf nicht ausüben kann.

Was sonst noch hilft

Datteln mit Rosenwasser und Nüssen: 375 Gramm ungespritzte Rosenblätter in 1 Liter Wasser zum Kochen bringen und 20 Minuten lang kochen lassen. 500 Gramm getrocknete Datteln in einem Glas mit so viel Rosenwasser auffüllen, bis sie bedeckt sind. Über Nacht ziehen lassen. Am anderen Tag das Rosenwasser abgießen, die Datteln aufschneiden, Kerne entfernen und stattdessen Nüsse oder Mandeln einfüllen. Jeden Tag 1 bis 2 Datteln essen. Sie enthalten viel Kalzium, Magnesium und Phosphor. Zusammen mit Nüssen oder Mandeln ist diese Köstlichkeit reich an Eisen, B-Vitaminen und Vitamin A und stellt eine gute Nervennahrung dar. Das Rosenwasser hat zusätzlich eine beruhigende Wirkung auf das Nervensystem. (Destilliertes Rosenwasser gibt es auch fertig zubereitet zu kaufen.)

Neuralgie

Siehe auch Nervenschmerzen, Seite 64

▶ **Massageöl**
Zutaten: 1 TL Johanniskrautöl, je 2 Tropfen Cajeput und Pfeffer
Anwendung: Die neuralgischen Stellen 2-mal täglich sanft mit der Mischung massieren.

▶ **Körperöl**
Zutaten: 6 Tropfen Cajeput, 7 Tropfen Lavendel, 5 Tropfen Ingwer, 3 Tropfen Wacholder, 100 ml Weizenkeimöl
Anwendung: Die Zutaten gut mischen und zum Einölen des Körpers anwenden.

▶ **Gesichtsöl**
Zutaten: je 3 Tropfen Cajeput und Lavendel, je 2 Tropfen Rose und Kamille, 100 ml Mandelöl
Anwendung: Zutaten mischen und bei neuralgischen Schmerzen im Gesicht anwenden.
Tipp: Bei Nervenschmerzen oder Anfälligkeit für Neuralgien die gefährdeten Bereiche konsequent warm halten. Schal und Kopfbedeckung sind wichtig. Dabei ist der Mütze der Vorzug vor einem Hut

Anfallartig auftretende Zahnschmerzen, aber auch Kopfschmerzen, besonders Migräne, sind Arten von Neuralgien. Viele Neuralgieformen sind psychosomatischen Ursprungs, und es kommt vor, dass die Krankheit ohne Behandlung ebenso geheimnisvoll, wie sie auftrat, wieder verschwindet.

zu geben. Denn Hüte können die Durchblutung abschnüren und dadurch eine Gesichtsneuralgie auslösen oder verstärken. Dasselbe gilt auch für ein enges Stirnband.

Neurodermitis

▶ **Innerliche Anwendung**
Zutaten: Schwarzkümmel, Nachtkerzen oder Borretsch bzw. Kapseln der jeweiligen Öle
Anwendung: 3-mal täglich 25 Tropfen oder 3-mal täglich 2 bis 3 Kapseln einnehmen. Die wertvollen essenziellen Linol- und Linolensäuren, die diese Öle enthalten, fehlen dem Neurodermitiker.
Info: Lassen Sie auch Ihren Zinkstatus überprüfen. Nicht selten steckt akuter oder gar chronischer Zinkmangel hinter Hautkrankheiten. Ein Zinkmangel kann durch die Untersuchung von Blut, Serum und Haaren (dafür gibt es Tests in Reformhäusern) aufgeklärt und mit entsprechenden Tabletten behoben werden. Eine weitere Ursache für Neurodermitis können Nahrungsmittelallergien sein.

Im Organismus des Neurodermitikers herrscht ein alarmierender Mangel an Gamma-Linolensäuren, das vor allem im Nachtkerzenöl in hoher Konzentration vorhanden ist. Bisher wurden mit diesem Wirkstoff bereits gute Erfolge beim prämenstruellen Syndrom und bei hyperaktiven Kindern erzielt.

Nierenentzündung

▶ **Badezusatz**
Zutaten: 5 Tropfen Wacholder, 4 Tropfen Sandelholz, 2 Tropfen Cajeput, 1 EL Honig
Anwendung: Öle im Honig auflösen und in ein 36 bis 38 °C warmes Vollbad geben. Badezeit: 10 bis 12 Minuten.
Info: Bei Nierenerkrankungen muss jede Eigenbehandlung mit dem Arzt abgesprochen werden!

Nierensteine

▶ **Einreibung**
Zutaten: je 2 Tropfen Fenchel, Geranie, Wacholder, 1 TL Olivenöl
Anwendung: Öle mischen und damit die Nierenbeckenregion 2-mal täglich einreiben.

Was sonst noch hilft

Mit heißen Auf- oder Unterlagen lässt sich die Nierendurchblutung verbessern, sofern der Arzt keine Einwände hat. Das hält das zentrale Reinigungsorgan gesund und hilft bei der Ausscheidung von Schadstoffen. Die Nieren mit 2 heißen Kirschsteinsäckchen aktivieren: Im Backofen (oder auch in der Mikrowelle) auf ca. 120 °C erhitzen. Auf den Rücken legen, die beiden Säckchen seitlich unter die Nierenregion schieben. Mit einer Wolldecke zudecken.

Oder ein breites Dinkelkissen im Backofen auf ca. 120 °C erhitzen. Mit dem Rücken so darauf legen, dass das Kissen unter dem Lenden-Nieren-Bereich liegt. Mit den Ellbogen das überstehende Kissen an den Körper drücken und 15 bis 20 Minuten lang ruhen.

Ödeme

▶ **Einreibung und Massage**
1. Zutaten: 6 Tropfen Weißbirke, je 4 Tropfen Fenchel und Angelika, 2 Tropfen Geranie, 50 ml Johanniskrautöl
2. Zutaten: je 4 Tropfen Basilikum, Zeder, Lavendel und Rosmarin, 50 ml Johanniskrautöl
Anwendung: Öle mischen zum Einreiben und zur sanften Massage.

▶ **Fußmassage**
Zutaten: je 2 Tropfen Zypresse und Rosmarin, 3 TL Sojaöl
Anwendung: Zutaten mischen und damit kräftig die Füße massieren.

▶ **Beinmassage**
Zutaten: je 5 Tropfen Zitrone und Kamille, 50 ml Weizenkeimöl
Anwendung: Öle mischen und damit die Beine massieren.

▶ **Vollbad**
Zutaten: je 3 Tropfen Zitrone, Mandarine, Neroli und Petitgrain, 100 ml Sahne
Anwendung: Öle in der Sahne auflösen und in das lauwarme (maximal 30 °C warme) Badewasser geben. Badezeit: knappe 10 Minuten. Bei Ödemen niemals heiß baden oder duschen!
Tipp: Viele Weinsorten helfen auch gegen die Wasseransammlungen im Gewebe, beispielsweise Silvaner, Riesling und Chablis. Der Grund:

Eine groß angelegte Studie an der Harvard-Universität von Boston hat ergeben, dass mäßiger (1 Gläschen zum Essen), aber regelmäßiger Weingenuss das Nierensteinrisiko um 39 Prozent senken kann. Sprechen Sie aber in jedem Fall vorher mit Ihrem Arzt.

> Wenn bei Ohrenschmerzen trotz Heilöltherapie binnen 24 Stunden keine Besserung eintritt, wenn der Betreffende Fieber hat oder sogar Eiter im Gehörgang zu erkennen ist, sollte umgehend ein Arzt eingeschaltet werden. Sonst können dauerhafte Gehörschäden auftreten!

Diese Weine haben eine harntreibende, entwässernde Wirkung. Fragen Sie aber vor der Anwendung Ihren Arzt, ob nicht medizinische Gründe gegen einen mäßigen Weinkonsum sprechen.

Ohrenschmerzen

Siehe auch Mittelohrentzündung, Seite 57f.

▶ **Auflage**
Zutaten: 12 Tropfen Kamille, 6 Tropfen Lavendel, 30 ml Olivenöl
Anwendung: Zutaten mischen, auf ein gefaltetes Taschentuch oder ein Leinenläppchen auftragen und auf die Ohren legen.

▶ **Wattebausch für das Ohr**
Zutaten: 1 EL Mandelöl, 1 Tropfen Manuka
Anwendung: Wattebausch oder Ohrenstäbchen in angewärmtes Mandelöl tauchen, Manuka aufträufeln und vorsichtig in das schmerzende Ohr einführen. 1 Stunde lang einwirken lassen, mit trockener Watte locker gegen Kälte abschließen. 3-mal täglich wiederholen.
Zutaten: je 1–2 Tropfen Teebaum und Lavendel
Anwendung: Die Öle auf einen Wattebausch träufeln und vorsichtig in den Gehörgang schieben. Morgens und abends erneuern.

▶ **Gurgeln**
Zutaten: je 1 Tropfen Zitrone und Teebaum
Anwendung: Öle auf 1/2 Glas abgekochtes, noch temperiertes Wasser geben. Alle 2 Stunden damit gurgeln. Nicht schlucken!
Info: Das Ohr ist ein recht kompliziertes Organ, deshalb grundsätzlich zum HNO-Arzt gehen, wenn Schmerzen nicht nach ein bis zwei Tagen abklingen oder gar Fieber hinzukommt. Übrigens können auch Zahnprobleme die Ursache von Ohrenschmerzen sein.

Parodontose

▶ **Mundspülung**
Zutaten: je 6 Tropfen Lavendel, Pfefferminze, Manuka und Zitrone, 2 Tropfen Thymian, 100 ml Pfefferminzhydrolat

Anwendung: Öle mit dem Hydrolat mischen. Regelmäßig bis zu 10 Tropfen davon auf 1 Glas lauwarmes Wasser geben und den Mund damit gründlich ausspülen. Ausspucken, nicht schlucken! Mehrmals täglich durchführen.

▶ **Einreibung**

Zutaten: je 2 Tropfen Thymian und Schwarzkümmel
Anwendung: Die Öle mischen und in 1/2 Glas lauwarmes Wasser geben. Mit dem Finger oder einem Wattestäbchen das Zahnfleisch damit einreiben.

▶ **Direkte Anwendung**

Zutaten: 1–2 Tropfen Teebaum oder Manuka
Anwendung: Öl auf die Fingerkuppe geben und damit das entzündete Zahnfleisch einreiben.
Tipp: Achten Sie unbedingt auf eine ausreichende Vitaminversorgung. Vor allem Vitamin C ist wichtig. Das A und O ist auch eine richtige Zahnputzweise. Lassen Sie sich bei Ihrem nächsten Termin beraten.

Eine ausgeprägte Parodontose gehört unbedingt in die Hand des Zahnarztes. Die Therapie ist langwierig und nicht besonders angenehm. Wer aber seine Zähne retten will, sollte so schnell wie möglich einen Termin vereinbaren.

Periodenbeschwerden

Ausbleibende oder schwache Periode

▶ **Bauchmassage**

Zutaten: je 6 Tropfen Majoran, Muskatellersalbei und Myrrhe, 60 ml Olivenöl
Anwendung: Die Öle mischen und zur Bauchmassage verwenden.

▶ **Badezusatz**

Zutaten: je 6 Tropfen Majoran, Muskatellersalbei und Myrrhe, 100 ml Sahne
Anwendung: Die Öle mit der Sahne mischen und ins 38 bis 40 °C warme Badewasser geben. Badezeit: etwa 10 Minuten.

Schmerzhafte Periode

▶ **Massage**

Zutaten: je 6 Tropfen Muskatellersalbei und Bergamotte, 3 Tropfen Rosenholz, je 2 Tropfen Angelika und Ylang-Ylang, 100 ml Johanniskrautöl

Die Anwendungen von A bis Z

Etwa 3000 Zitronen werden benötigt, um einen Liter ätherisches Öl zu erhalten. In ihm befindet sich neben vielen anderen Substanzen reichlich Citral – dieser Stoff macht den typischen Zitronenduft und -geschmack aus.

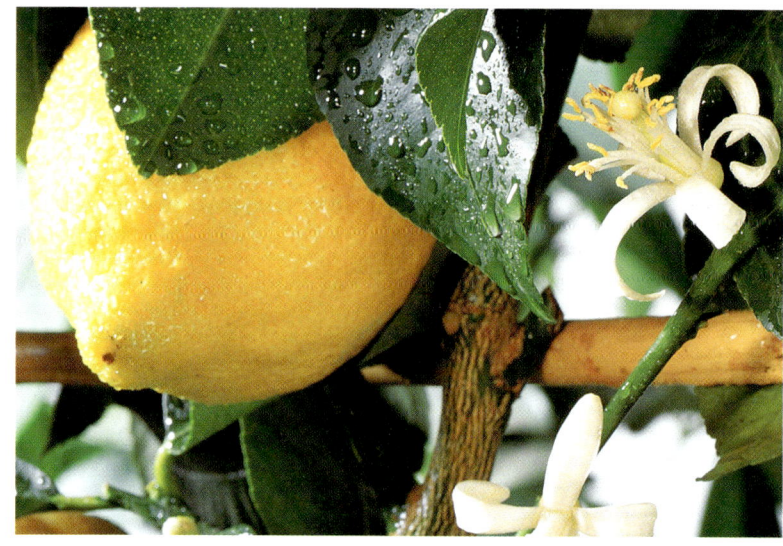

Gegen unreine Haut und Akne hilft wegen ihrer stark bakterientötenden Wirkung auch selbst gemachte Kampferessenz: Verdünnen Sie 3 bis 4 Tropfen Kampfer mit 2 Esslöffeln Alkohol oder Mandelöl. 2-mal täglich anwenden.

Anwendung: Die ätherischen Öle mit dem Johanniskrautöl gut vermischen und damit Kreuzbeingegend und Bauch sanft kreisend massieren.

Prämenstruelles Syndrom

Siehe auch Menstruationsbeschwerden, Seite 54ff.

Pickel

Siehe auch Akne, Seite 8f.

▶ **Direkte Anwendung**
Zutaten: 6 Tropfen Lavendel, je 4 Tropfen Zitrus (Limette oder Zitrone) und Teebaum
Anwendung: Die Öle mischen und pur zum Betupfen verwenden.
▶ **Einreibung**
Zutaten: 6 Tropfen Lavendel, je 4 Tropfen Zitrus (Limette oder Zitrone) und Teebaum, 30 ml Mandelöl
Anwendung: Öle gründlich vermischen und die betroffenen Stellen häufiger damit einreiben.

▶ **Auflagen und Wickel**
Zutaten: 6 Tropfen Lavendel, je 4 Tropfen Zitrus (Limette oder Zitrone) und Teebaum, 30 ml Mandelöl
Anwendung: Öle mischen und auf ein gefaltetes, dünnes Tuch träufeln. Die Hautpartie mit den Pickeln abdecken. Bei Pickeln am Brustansatz das Tuch um den ganzen Oberkörper binden. Dabei nur diejenige Stelle einölen, die Pickel aufweist. Mit einer Binde Wickel fixieren.

▶ **Gesichtsdampfbad**
Zutaten: 6 Tropfen Teebaum
Anwendung: Öl auf 1 Liter heißes Wasser geben und die Dämpfe unter einem Handtuch etwa 10 Minuten lang einwirken lassen (eventuell heißes Wasser nachgießen, Vorsicht vor Verbrühungen!).

▶ **Hautreinigung**
Zutaten: 25 Tropfen Teebaum, 100 ml destilliertes Wasser
Anwendung: Das Öl ins destillierte Wasser mischen. Zur täglichen Hautreinigung morgens und abends anwenden. Vor Gebrauch schütteln. Nicht in die Augen bringen!

Pilzerkrankungen

▶ **Innerliche Anwendung**
Zutaten: ägyptisches Schwarzkümmelöl oder -kapseln
Anwendung: 3-mal täglich 25 Tropfen zusätzlich zur Antipilzdiät bzw. -therapie oder 3-mal täglich 2 Kapseln einnehmen.

▶ **Direkte Anwendung**
Zutaten: 2–3 Tropfen Teebaum
Anwendung: Das Öl auf den befallenen Stellen verreiben.

▶ **Badezusatz**
Zutaten: 10–12 Tropfen Teebaum, 1 EL Meersalz
Anwendung: Das Öl mit dem Meersalz verrühren und in das 38 bis 40 °C warme Badewasser geben. Badezeit: 15 Minuten.

Die durch den Hefepilz Candida albicans hervorgerufene Soorinfektion tritt gewöhnlich im Mund auf, wo sie auf Lippen, Zunge und Gaumen einen fest haftenden, grauweißen Belag bildet. Soor folgt häufig auch auf eine Einnahme von Antibiotika, da diese Medikamente die natürliche Bakterienflora des Körpers stark schädigen.

Pollenallergie

Siehe auch Heuschnupfen, Seite 39f.

Prellungen

Wenn die blauen Flecken nach einer Prellung allmählich grünlich gelb werden, reibt man für eine raschere Heilung unverdünntes Rosmarinöl in die betroffenen Hautpartien ein. Im akuten Stadium haben sich außerdem kalte Umschläge mit Fenchelöl bewährt.

▶ **Direkte Anwendung**
Zutaten: Lavendel oder Pfefferminze
Anwendung: Einige Tropfen des jeweiligen Öls möglichst sofort pur auf die verletzte Stelle auftragen.

▶ **Auflage**
Zutaten: je 3 Tropfen Pfefferminze und Lavendel, 1 EL Apfelessig
Anwendung: Öle in Apfelessig auflösen und in 1 Liter möglichst kaltes Wasser geben. Mit dieser Lösung ein mehrfach gefaltetes Baumwolltuch tränken, nur leicht ausdrücken und auf die geprellte Region breiten. Falls vorhanden, noch eine Eispackung oder ein eiskaltes Kirschsteinsäckchen aus dem Gefrierfach auflegen.
Zutaten: 3–6 Tropfen Teebaum
Anwendung: Waschlappen in möglichst kaltes Wasser tauchen oder Eiswürfel in ein feuchtes Tuch rollen. Teebaumöl aufträufeln und mit dieser Seite auf die verletzte Stelle legen. Bei Erwärmung die Auflage mehrmals erneuern.
Tipp: Angenehm kühlend wirkt auch eine Ölmischung aus 10 Tropfen Minze auf 50 Milliliter Mandelöl.

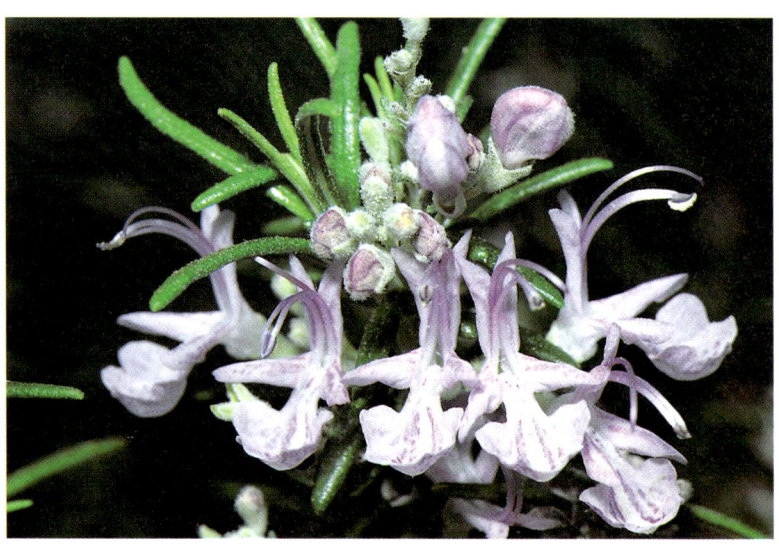

Das ätherische Öl des immergrünen Rosmarinstrauchs wirkt u.a. bei Erkältungen, zu niedrigem Blutdruck, Schwächezuständen, Magen-Darm-Problemen, depressiven Verstimmungen, unreiner Haut, Muskelschmerzen und rheumatischen Erkrankungen.

Prüfungsangst

▶ **Riechinhalation**
Zutaten: 3 Tropfen Angelika oder Lavendel
Anwendung: Öl auf ein Taschentuch oder auf den Handrücken geben und den Duft intensiv einatmen. Das beruhigt und gibt Selbstvertrauen.

Reisefieber

Siehe auch Prüfungsangst, oben

> Um Prüfungsangst oder Reisefieber zu lindern, helfen auch die Rescue-Tropfen von Dr. Bach.

Reizbarkeit

▶ **Badezusatz**
Zutaten: je 4 Tropfen Majoran, Lavendel und Kamille, 1 EL Honig
Anwendung: Öle im Honig auflösen und in das 38 °C warme Badewasser geben. Badezeit: 10 bis 12 Minuten.

▶ **Aromatherapie**
Zutaten: je 2 Tropfen Lavendel, Bitterorange und Neroli
Anwendung: In der Duftlampe oder in einem Schälchen mit Wasser auf dem sonnigen Fensterbrett oder auf der Heizung verdampfen.

Rheumatische Beschwerden

▶ **Massagen**
1. *Zutaten:* je 3 Tropfen Eukalyptus, Kamille, Kiefer, Lavendel, Rosmarin, Wacholder und Weißbirke, 100 ml Oliven- oder Johanniskrautöl
2. *Zutaten:* 4 Tropfen Wacholder, 3 Tropfen Eukalyptus, je 5 Tropfen Lavendel und Rosmarin, 100 ml Oliven- oder Johanniskrautöl
Anwendung: Öle der ausgewählten Rezeptur mischen und damit die schmerzenden Bereiche einreiben und sanft einmassieren.

▶ **Einreibung**
Zutaten: je 3 Tropfen Cajeput und Teebaum, 2 Tropfen Lavendel, 1 EL Johanniskrautöl

> Dieses Öl ist schnell zubereitet und hilft bei allen rheumatischen Beschwerden: 50 Milliliter Olivenöl mit 30 Milliliter Teebaumöl mischen, die schmerzenden Stellen 2-mal täglich damit einreiben.

Anwendung: Die Öle für die Einreibung der schmerzenden Stellen vermischen. Täglich 2-mal anwenden.

▶ **Badezusatz**

1. Zutaten: je 2 Tropfen Ingwer und Wacholder, je 6 Tropfen Muskatellersalbei und Cajeput, 1 EL Honig

2. Zutaten: 12 Tropfen Teebaum, 1 EL Honig

3. Zutaten: 3 Tropfen Majoran, 3 Tropfen Kiefer, 3 Tropfen Ingwer, 4 Tropfen Manuka, 1 EL Honig

Anwendung: Die Öle der ausgewählten Rezeptur im Honig auflösen und in ein 38 bis 40 °C warmes Vollbad geben. Badezeit: 15 Minuten.

Was sonst noch hilft

▶ **Meerrettichauflage** Frischen Meerrettich reiben oder im Mixer pürieren. Den Brei auf ein mehrfach gefaltetes Baumwolltuch geben (breite Ränder überstehen lassen). Auf die schmerzenden Stellen legen. Damit der Brei nicht wegläuft, die Ränder umschlagen. Mit einem zweiten, trockenen Tuch abdecken. Hinweis: Vor großflächiger Anwendung erst auf einem kleinen Hautfleck prüfen, ob nicht allergische Reaktionen zu befürchten sind.

▶ **Teufelskralletee** 1 gehäuften Teelöffel Teufelskrallewurzel mit 1/2 Liter kochendem Wasser aufbrühen. Über Nacht bedeckt stehen lassen, abseihen und vor den Mahlzeiten kalt trinken. Kurmäßig anwenden (der Tee schmeckt sehr bitter).

▶ **Rheumahemd nach Pfarrer Kneipp** 1 Hand voll Heublumen in 2 Liter Wasser kochen, ein langes Leinen- oder Baumwollhemd in den warmen Sud tauchen, ausdrücken und nass anziehen. Damit ins Bett legen, mit Wolldecken gut zudecken. 2 Stunden anbehalten.

Rissige Haut

Siehe auch Hautpflege allgemein, Seite 36f.

▶ **Einreibung**

Zutaten: je 6 Tropfen Myrrhe und 6 Tropfen Palmarosa, 4 Tropfen Benzoe, 70 ml Olivenöl

---

Auch durch zu viel Kochsalz können rheumatische Erkrankungen begünstigt werden: In der Küche von Rheumapatienten sollten daher die typischen »Rheumatikerkräuter« Basilikum, Dill, Estragon, Kresse, Kümmel, Schnittlauch, Salbei und Fenchel das Salz möglichst ganz ersetzen.

Anwendung: Öle gut mischen (Benzoe ist sehr zähflüssig – eventuell anwärmen oder mit einer dicken Nadel einzelne Tropfen aus dem Gläschen holen). Mit dem so gewonnenen Hautöl die betroffenen Stellen mehrmals täglich einreiben.

▶ **Spezialcreme**

Zutaten: 30 ml Mandelöl, 2 g Bienenwachs, 5 g Kakaobutter, 15 g Lanolin, 40 ml Orangenblütenhydrolat, 4 Tropfen Limette

Anwendung: Das Mandelöl im Wasserbad auf etwa 55 °C erwärmen. Bienenwachs, Kakaobutter und Lanolin zugeben. Jetzt das Hydrolat auf 50 bis 60 °C erwärmen und einrühren. Die Masse kalt stellen (am besten in einer Schüssel mit Eiswürfeln) und mit einem Stabrührgerät cremig rühren. Dabei die 4 Tropfen Limette zugeben. Die Creme in kleinen Portionen abfüllen. Bis zur Verwendung im Kühlschrank aufbewahren.

▶ **Öl für die Nacht**

Zutaten: je 3 Tropfen Vetiver, Manuka und Neroli, 30 ml Mandelöl

Anwendung: Die Öle mischen, intensiv schütteln und 2 Wochen lang im Kühlschrank oder im Keller ziehen lassen. Danach eignet es sich besonders gut als Hautpflegeöl für die Nacht, wenn die Haut trocken, rot, gereizt und rissig ist.

Das ätherische Öl des Vetivergrases entstammt aus seinen Wurzeln, die dafür extra ausgegraben werden müssen. Dieser Prozess macht das dunkle und zähe Öl besonders teuer und entsprechend kostbar. Der eigenwillige, erdig-schwere, rauchige Duft ist sehr intensiv und lang anhaltend.

Was sonst noch hilft

Auflagen mit Sahne und Honig liefern der Haut Feuchtigkeit und sind entzündungshemmend. 4 Esslöffel saure Sahne mit 2 Esslöffeln Honig mischen, dann so viele Weizenkeimflocken untermischen, dass ein zäher Brei entsteht. Diesen auf dem Gesicht verteilen, leicht einreiben und 15 Minuten lang einwirken lassen. Am besten die Sahne-Honig-Maske am Abend auflegen. Zur Entfernung ein Läppchen mit Mandelöl tränken und 1 Tropfen Neroli aufträufeln.

Rückenschmerzen

▶ **Badezusatz**

Zutaten: 6 Tropfen Lavendel, je 2 Tropfen Wacholder und Ingwer, 4 Tropfen Cajeput, 1 EL Honig

Anwendung: Öle mit Honig verrühren und auf ein sehr heißes (über 40 °C) Vollbad geben. Badezeit: 10 bis 15 Minuten.

▶ **Rückenmassage**

1. Zutaten: 2 Tropfen Angelika, 3 Tropfen Basilikum, 6 Tropfen Muskatellersalbei, 9 Tropfen Lavendel, 70 ml Johanniskrautöl

2. Zutaten: je 3 Tropfen Rosmarin und Kiefer, 1 EL Olivenöl

Anwendung: Zutaten der ausgewählten Rezeptur mischen und täglich für eine wohltuende Rückenmassage anwenden.

▶ **Auflage**

Zutaten: je 5 Tropfen Wacholder und Pfefferminze, 1 EL Honig

Anwendung: Die ätherischen Öle im Honig auflösen, in 1 Liter heißes Wasser geben. Damit ein mehrfach gefaltetes Baumwolltuch (groß genug, dass es die schmerzenden Rückenpartien bedeckt) tränken, ausdrücken und heiß auflegen. Mit einem trockenen Leinentuch und einer Wolldecke abdecken. Einwirken lassen, solange es gut warm ist, danach abschließend den Rücken mit einer der beiden Ölmischungen (siehe oben) einreiben.

▶ **Aromatherapie**

Zutaten: je 2 Tropfen Neroli, Thymian und Petitgrain

Anwendung: In der Duftlampe oder in einem Schälchen mit Wasser auf dem sonnigen Fensterbrett oder auf der Heizung verdampfen. Diese Mischung wirkt beruhigend und entspannend. Dadurch lockern sich die Muskeln und die schmerzhaften Verspannungen.

Was sonst noch hilft

▶ Beim Sitzen im Sessel, auf dem Sofa oder dem Stuhl ein Dinkelkissen (möglichst vorgewärmt im Backofen auf ca. 80 °C) so zwischen Lehne und Rücken platzieren, dass die Wirbelsäule Halt findet und keine hohle Stelle entsteht.

▶ Auch im Liegen kann ein Dinkelkissen den Rücken entlasten. Legen Sie es so unter das Kreuz oder etwas höher, dass der Körper nicht durchhängt. Dabei den Kopf (am besten ohne Kissen) etwas tiefer legen. So entspannt sich der Rücken.

▶ Sogar im Auto kann ein festes Dinkelkissen hinter dem Rücken sehr entspannend wirken.

Wenn Ihr Rücken von einem Angehörigen oder Partner zu Hause massiert wird, nehmen Sie vorher ein heißes Vollbad (Zutaten und Anwendung siehe oben), und legen Sie sich zur Entspannung der Rückenmuskulatur ein Dinkelkissen unter Bauch und Hüfte.

- ▶ Den Rücken in Dinkel packen: Ein Dinkelkopfkissen (es ist schön breit) im Backofen auf etwa 120 °C erwärmen. Legen Sie sich mit der schmerzenden Stelle des Rückens darauf. Der Dinkelspelz passt sich wunderbar der Rückenform an.
- ▶ Zur Verstärkung der Wärmewirkung können Sie zuvor auch noch ein 160 °C heißes Kirschsteinsäckchen in das Dinkelkissen drücken.
- ▶ Verstärkung durch ätherische Öle: Die Heiße-Kissen-Therapie wird nochmal verstärkt, wenn Sie die schmerzende Stelle vorher mit Massageöl einreiben (siehe oben).

Scheidenpilz

Siehe auch Candidainfektionen, Seite 20f.

▶ Schleimhautbehandlung
Zutaten: 6 Tropfen Lavendel, 8 Tropfen Teebaum, 10 Tropfen Manuka, 50 ml Johanniskrautöl
Anwendung: Zutaten mischen. Einen Tampon mit diesem Vaginalöl tränken und einführen. 2- bis 3-mal täglich erneuern. Da Scheidenpilze sehr hartnäckig sind, sollte diese Anwendung als Langzeittherapie (2 bis 3 Wochen) durchgeführt werden.
Zur Unterstützung der Schleimhautbehandlung empfiehlt es sich, den äußeren Bereich der Vagina ebenfalls zu behandeln und mit dem Vaginalöl einzureiben.

▶ Sitzbad
Zutaten: 8 Tropfen Manuka oder Teebaum, 4 Tropfen Myrrhe, 1–2 EL Sahne
Anwendung: Öle in der Sahne auflösen und in ein ca. 38 °C warmes Vollbad geben. Badezeit: 15 Minuten. 2-mal täglich durchführen.

> **Symptome einer durch Pilze verursachten Vaginalentzündung sind gelbgrüner Ausfluss mit unangenehmem Geruch, zudem eine geschwollene, manchmal sogar wunde Scheide. Gegen den lästigen Juckreiz können Sie 1 Tasse Wasser, vermischt mit 4 Tropfen Teebaumöl, über den Genitalbereich laufen lassen.**

Scheide, trockene

▶ Einreibung
Zutaten: je 4 Tropfen Limette, Zeder, Lavendel, Muskatellersalbei, Ylang-Ylang und Geranie, 100 ml Mandelöl

> Oft sind es auch ganz einfache Mittel, die einen gesunden Schlaf fördern: Tragen Sie Schlafkleidung aus Naturtextilien, verwenden Sie ein niedriges Kopfkissen oder eine Nackenrolle, und essen Sie abends nicht zu viel.

Anwendung: Die Zutaten mischen. Behutsam im Bereich der Scheide und auf die Vaginalhaut auftragen und sachte verreiben. Vorher mit einer Fingerkuppe voll die Verträglichkeit an einer kleinen Stelle austesten. Das Einreibeöl kann auch leicht angewärmt werden.

Schlafstörungen

▶ **Badezusatz**

1. Zutaten: je 4 Tropfen Basilikum, Hopfen, Lavendel und Orangenblüte (Petitgrain/Neroli), 100 ml Sahne
2. Zutaten: je 4 Tropfen Lavendel, Muskatellersalbei und Kamille, 2 Tropfen Hopfen, 100 ml Sahne
3. Zutaten: 6 Tropfen Neroli, 8 Tropfen Lavendel, 1 EL Honig
Anwendung: Die Öle je nach Rezept mit Sahne oder Honig verrühren und in ein ca. 40 °C warmes Vollbad geben. Badezeit: 15 Minuten.

▶ **Massage**

1. Zutaten: je 6 Tropfen Sandelholz und Melisse, 2 Tropfen Ylang-Ylang, 50 ml Jojobaöl
2. Zutaten: je 3 Tropfen Zeder und Rose, 6 Tropfen Lavendel, 50 ml Mandelöl
3. Zutaten: 2–3 Tropfen Melisse, 1 EL Olivenöl
Anwendung: Je nach Rezept die Zutaten mischen und vor dem Schlafengehen zur Gesichts- und Körpermassage verwenden.

▶ **Aromatherapie**

1. Zutaten: 3 Tropfen Lavendel, je 2 Tropfen Rose und Neroli
2. Zutaten: 1 Tropfen Jasmin, 3 Tropfen Bergamotte, 2 Tropfen Sandelholz
Anwendung: In der Duftlampe oder einem Schälchen mit Wasser auf dem Stövchen, der Fensterbank oder der Heizung verdampfen.

Was sonst noch hilft

▶ Auf einem Kräuterdinkelkissen schlafen. Im Reformhaus gibt es z. B. Dinkelkissen mit Lavendelblüten.

▶ Auf das gewohnte Kopfkissen je 1 Tropfen Rose, Lavendel und Zeder träufeln.

▶ Beim Waschen der Bettwäsche 10 bis 12 Tropfen Lavendelöl in die Waschmaschine geben.
▶ Gehen Sie niemals angespannt ins Bett. Sorgen Sie für Entspannung mit dem »großen Ypsilon« (siehe Verspannungen, Seite 91f.).
▶ Nehmen Sie ein warmes bis heißes Kirschsteinsäckchen mit ins Bett, wärmen Sie daran Ihre Füße. So wird das Herz entlastet, weil es nicht so viel warmes Blut zum Aufheizen in die entfernteste Region der Füße pumpen muss. Ein ruhiger Herzschlag fördert den Schlaf.
▶ Die Einschlafhilfe der Duftmischung »Rosengarten« entspannt und beruhigt durch den zauberhaften, unaufdringlichen Duft. Sie ist in Reformhäusern und Naturwarenläden erhältlich. 1 Tropfen davon auf das »dritte Auge« geben. Das ist die kleine Vertiefung auf der Stirn, direkt über der Nasenwurzel – ein Chakrapunkt.
▶ Kurz vor dem Schlafengehen getrunken, kann auch der folgende Schlummertee helfen: 1 Esslöffel Kamillenblüten mit 1/4 Liter kochendem Wasser aufbrühen. 10 Minuten lang ziehen lassen, danach abseihen. In den Tee 2 Teelöffel Honig einrühren und 1 Esslöffel Milch zugeben. In kleinen Schlucken trinken.
▶ Nehmen Sie vor dem Schlafengehen noch ein beruhigendes Vollbad, und lüften Sie inzwischen Ihr Schlafzimmer gut durch.

Schnittwunden

▶ **Direkte Anwendung**
Zutaten: 1–2 Tropfen Teebaum, Lavendel oder Manuka
Anwendung: Wunden mit dem puren Öl betupfen.
▶ **Heilöl**
Zutaten: je 4 Tropfen Kamille, Lavendel, Ringelblume und Schafgarbe, 70 ml Johanniskrautöl
Anwendung: Zutaten mischen und auf die Wunde auftragen. Bei größeren Schnitten für 1 bis 2 Tage verbinden, den Arzt aufsuchen.

Schnupfen

Siehe auch Erkältungskrankheiten, Seite 26f.; Heuschnupfen, Seite 39f.

> Von den guten alten Stofftaschentüchern sollten Sie bei Schnupfen die Finger lassen! Durch die mehrmalige Verwendung kommt es unentwegt zu einer Selbstinfektion. Verwenden Sie daher lieber Papiertaschentücher, und entsorgen Sie sie nach dem Schnäuzen sofort.

Medikamente zur Verhütung eines Schnupfens oder einer Erkältung gibt es nicht. Wissenschaftliche Untersuchungen haben gezeigt, dass die meisten hierfür angepriesenen Mittel unwirksam sind. Auch massive Einnahmen von Vitaminen oder Multivitaminpräparaten können eine Ansteckung durch Viren nicht verhindern.

▶ **Gesichtsmassage**
Zutaten: je 4 Tropfen Eukalyptus, Pfefferminze, Kiefer und Lavendel, 50 ml Olivenöl
Anwendung: Zutaten mischen zur sanften Gesichtsmassage.

▶ **Aromatherapie**
1. *Zutaten:* je 1 Tropfen Lavendel, Kiefer, Eukalyptus, Pfefferminze
2. *Zutaten:* 3 Tropfen Eukalyptus, 2 Tropfen Kiefer, 1 Tropfen Cajeput
Anwendung: In der Duftlampe oder in einem Schälchen mit Wasser auf dem Stövchen, der sonnig-warmen Fensterbank oder der Heizung verdampfen.

▶ **Inhalation**
1. *Zutaten:* je 2 Tropfen Cajeput, Manuka, 1 Tropfen Pfefferminze
2. *Zutaten:* je 2 Tropfen Lavendel, Kiefer und Eukalyptus
Anwendung: Die ausgewählte Ölmischung in 1 Liter heißes Wasser geben und unter einem Handtuch für 5 bis 7 Minuten inhalieren.

▶ **Riechinhalation**
Zutaten: je 1 Tropfen Pfefferminze und Lavendel
Anwendung: Auf ein Taschentuch träufeln und die Düfte rasch und tief einatmen. Mehrfach wiederholen.

▶ **Schnupfenheilöl**
Zutaten: 3 Tropfen Lavendel, je 2 Tropfen Angelika und Aloe-vera-Öl, 4 TL Jojobaöl
Anwendung: Die Zutaten mischen. Mit Wattestäbchen oder dem kleinen Finger (Nagel kurz schneiden, damit Sie sich nicht aufkratzen) mehrmals täglich in die Nasenschleimhaut einmassieren.

Was sonst noch hilft

▶ Nasenspülungen; siehe Heuschnupfen, Seite 39f.
▶ 2 Kirschsteinsäckchen (z. B. aus dem Reformhaus) in den Backofen geben, 120 °C einstellen. 300 Gramm frisch geschroteten Leinsamen mit ca. 1/2 Liter Wasser zu einem Brei kochen, fingerdick auf 8 Taschentücher streichen und diese zu länglichen Päckchen falten oder rollen. Das erste Päckchen heiß über die Nase legen, die anderen zwischen den beiden Kirschsteinsäckchen warm halten. Die Nasensäckchen wechseln, sobald sie keine Wärme mehr abgeben.

▶ Bei Schnupfen generell: viel trinken, Füße unbedingt warm halten, auf einem Dinkelkissen leicht erhöht schlafen.
▶ Vor dem Schlafengehen je 1 bis 2 Tropfen Lavendel und Pfefferminze auf das Kopfkissen träufeln.

Schüttelfrost

▶ **Badezusatz**
Zutaten: je 4 Tropfen Ingwer und schwarzer Pfeffer, je 2 Tropfen Zimt und Bitterorange, 1 EL Honig
Anwendung: Öle im Honig auflösen und in ein gut 40 °C warmes Vollbad geben. Badezeit: 10 bis 12 Minuten.

▶ **Massage**
Zutaten: je 4 Tropfen Ingwer und schwarzer Pfeffer, je 2 Tropfen Zimt und Bitterorange, 70 ml Jojobaöl
Anwendung: Zutaten mischen und den Körper damit sanft massieren.

Schuppen

▶ **Kopfmassage**
Zutaten: je 4 Tropfen Lavendel, Lorbeer, Rosmarin und Zitrone, 100 ml Lavendelhydrolat
Anwendung: Die Öle mit dem Hydrolat mischen und damit die Kopfhaut massieren.
Zutaten: 1 TL Teebaumöl, 100 ml Alkohol (50 %)
Anwendung: Die Zutaten mischen, gut schütteln (auch vor jedem Gebrauch) und täglich 10 bis 20 Tropfen davon sanft in die Kopfhaut einmassieren.

▶ **Kopfwäsche**
Zutaten: 60 Tropfen Teebaum oder Manuka, 100 ml Neutralshampoo
Anwendung: Das Öl mit dem Neutralshampoo mischen. Beim Haarewaschen 5 bis 10 Minuten lang einwirken lassen.

▶ **Antischuppen-Ölpackung**
Zutaten: 8 Tropfen Eukalyptus, 10 Tropfen Rosmarin, 1 TL Jojobaöl, 50 ml Mandel- oder Johanniskrautöl

Viele Schuppenshampoos sind sehr aggressiv und greifen die Kopfhaut zu stark an. Durch sie wird die natürliche Talgschicht, die das Haar geschmeidig und glänzend macht, zerstört. Besser sind herkömmliche milde Shampoos, in die Sie einige Tropfen ätherischer Öle geben.

Anwendung: Zutaten mischen. Auf die Kopfhaut auftragen, einmassieren. Ein warmes Handtuch um den Kopf legen und etwa 2 Stunden lang einwirken lassen. Zum Herauswaschen des Öls die Haare zuerst mit Shampoo einreiben und dann mit Wasser aufemulgieren, sonst geht die Ölmischung nicht oder nur schlecht wieder heraus.

▶ **Kur mit Nachtkerzenöl**
Zutaten: 40 ml Weizenkeimöl, 2 TL Jojobaöl, je 5 Tropfen Rosmarin, Limette und Eukalyptus, 10 Tropfen Nachtkerzen
Anwendung: Zutaten mischen und in Haare und Kopfhaut einmassieren. 2 Stunden lang unter dem Handtuch einwirken lassen und dann (Shampoo zuerst!) auswaschen. 1-mal pro Woche über 4 bis 6 Wochen durchführen.

Was sonst noch hilft
▶ **Kräuterkur** 2 gehäufte Esslöffel Thymiankraut und Rosmarinblätter mit 1 Liter Wasser aufbrühen und 10 Minuten lang ziehen lassen. Nach dem Abseihen und Abkühlen in diesen sehr starken Tee den Saft von 1/4 Zitrone mischen. Damit Haare und Kopfhaut waschen, intensiv in die Kopfhaut einmassieren. Kurmäßig immer zwischen den einzelnen Haarwäschen anwenden.

▶ **Apfelessigkur** 1 Tasse Apfelessig mit 1 Tasse destilliertem Wasser mischen, damit Haare und Kopfhaut waschen, intensiv in die Kopfhaut einmassieren. Immer zwischen den Haarwäschen anwenden.

Schuppenflechte (Psoriasis)

▶ **Badezusatz**
Zutaten: je 4 Tropfen Bergamotte, Angelika, Lavendel und Weißbirke, 1 EL Honig
Anwendung: Öle im Honig auflösen und in ein 38 °C warmes Vollbad geben. Badezeit: 10 Minuten.

▶ **Massage**
Zutaten: je 4 Tropfen Bergamotte, Angelika, Lavendel und Weißbirke, 70 ml Jojobaöl
Anwendung: Öle mischen und befallene Haut sanft damit massieren.

> **Psoriasispatienten sollten vor allem Alkohol, Kaffee und rotes Fleisch meiden. Ebenfalls hilfreich kann eine Bach-Blütentherapie sein, wobei Crab Apple neben anderen, den individuellen Bedürfnissen ausgewählten Blütenessenzen, unbedingt mit dabei sein sollte.**

▶ **Einreibung**
Zutaten: 30 Tropfen Teebaum, 50 ml Olivenöl
Anwendung: Zutaten mischen und 2-mal täglich die befallenen Stellen damit einreiben.

▶ **Gesichtsöl**
Zutaten: 3 Tropfen Cajeput, 2 TL Weizenkeimöl
Anwendung: Zutaten vermischen und damit morgens und abends die Gesichtshaut behandeln. Bei zu schwacher Wirkung die Cajeputdosis auf bis zu 9 Tropfen erhöhen.

▶ **Kopfhautöl**
Zutaten: 4 Tropfen Benzoe, 1 TL Rizinus, 2 Tropfen Weizenkeimöl
Anwendung: Das zähflüssige Benzoeöl mit einer Nadel oder einem kleinen Spatel in die anderen Öle einrühren und die Mischung in die Kopfhaut einmassieren. Für 2 Stunden unter einem warmen Handtuch einwirken lassen. Beim Auswaschen zuerst das (milde) Shampoo auf dem Kopf verteilen, dann warmes Wasser zugeben. Nach dem Waschen nicht fönen – die Hitze kann Schuppenflechte verstärken.

Roterlentee kann auch für Auflagen verwendet werden: Ein mehrfach gefaltetes Baumwoll- oder Leinentuch mit kaltem Wasser tränken, ausdrücken, einige Tropfen Roterlentee darauf träufeln, auflegen.

Was sonst noch hilft

▶ Der lästige und schmerzhafte Juckreiz kann durch Kälteanwendungen gemildert werden. Kälte zieht die Blutgefäße der Haut zusammen, und der Juckreiz lässt nach. Am besten wirkt ein Kirschsteinsäckchen aus dem Eisfach. Direkt auf die bloße Haut legen. Die trockene Kälte ist eine Wohltat.

▶ Roterlentee hilft ebenfalls, er dämpft vor allem die Krankheitsschübe. 2 Teelöffel des Gemischs aus Blättern und Rinde mit 1/4 Liter Wasser aufbrühen, 10 Minuten lang ziehen lassen, abseihen. Den Tee in kleinen Schlucken trinken.

▶ Gut tut auch Salz aus dem Toten Meer. In der Apotheke sind entsprechende Badezusätze erhältlich.

▶ Harnstoffsalben – sie gibt es ebenfalls in der Apotheke.

▶ Makonienrinde als homöopathische Urtinktur.

▶ Wichtig auch: viel Vitamin E, A, B1 und B2.

▶ Sehr hilfreich: Linolensäuren, wie sie in ägyptischem Schwarzkümmelöl und in Nachtkerzenöl enthalten sind.

▶ Außerdem sollte der Zinkstatus überprüft werden. Unterlagen dafür gibt es im Reformhaus. Bei Zinkmangel kann sich eine Schuppenflechte besonders schlimm auswirken.

Schwangerschaftsstreifen

▶ **Einreibung**
Zutaten: je 4 Tropfen Lavendel, Neroli, Sandelholz und Kamille, 100 ml Jojobaöl
Anwendung: Die Zutaten mischen und die entsprechenden Stellen einreiben (auch geeignet zur Behandlung von Narben).

▶ **Bauchmassage**
Zutaten: 3 Tropfen Rose, 4 Tropfen Litsea, 5 Tropfen Rosenholz, 50 ml Mandelöl
Anwendung: Zutaten mischen und den Bauch sanft damit massieren.

> Bei Schwangerschaftsstreifen gilt: Vorbeugen ist besser als behandeln! Denn wenn die Streifen erst einmal da sind, lassen sie sich nur schwer wieder vollständig beseitigen. Deshalb sollten alle werdenden Mütter schon ab dem 4. oder 5. Monat eine Bauch- und Hüftmassage durchführen.

Schwindelgefühl

▶ **Aromatherapie**
Zutaten: je 4 Tropfen Lavendel, Pfefferminze, Veilchen und Zitronenmelisse
Anwendung: Die Öle in ein Braunglasfläschchen füllen. 3 Tropfen davon in der Duftlampe oder in einem Schälchen mit Wasser auf dem sonnig-warmen Fensterbrett oder auf der Heizung verdampfen.

▶ **Inhalation**
Zutaten: je 4 Tropfen Lavendel, Pfefferminze, Veilchen und Zitronenmelisse
Anwendung: 6 Tropfen der vermischten Öle in 1 Liter heißes Wasser träufeln und unter einem großen Handtuch inhalieren. Dabei tief und ruhig durchatmen.

▶ **Riechinhalation**
Zutaten: 2 Tropfen Lavendel oder Pfefferminze
Anwendung: Auf ein Taschentuch geben und dieses unter die Nase halten. Tief einatmen. Es empfiehlt sich, immer ein Fläschen der beiden Duftöle unterwegs dabeizuhaben.

Schwangerschaftsstreifen – übermäßiges Schwitzen

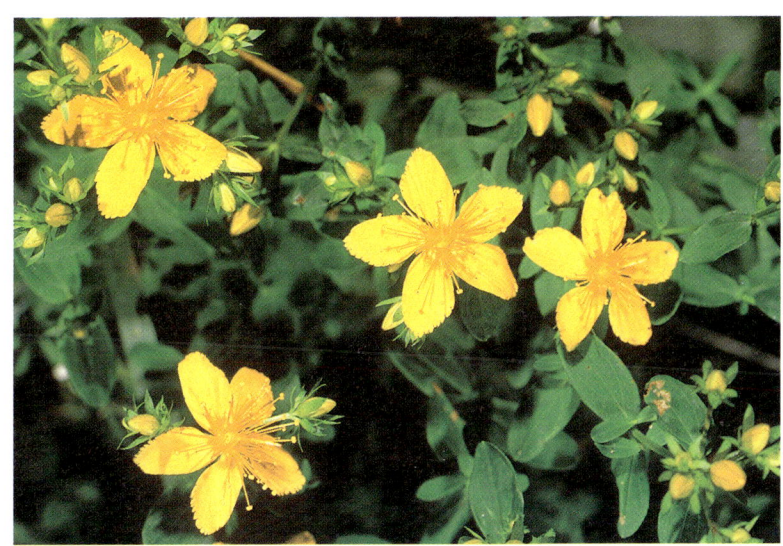

Öl aus Johanniskraut kommt besonders bei Wunden, rheumatischen Beschwerden und in der Hautpflege zum Einsatz. Es wirkt u. a. schmerzlindernd, beruhigend, entzündungs- und schweißhemmend.

Schwitzen, übermäßiges

▶ **Direktanwendung**

Zutaten: 1–2 Tropfen Salbei
Anwendung: Öl morgens und abends auf den Füßen und in den Achselhöhlen verreiben.

▶ **Einreibungen**

Zutaten: je 4 Tropfen Nadelholz (Kiefer/Fichte), Litsea, Zypresse und Muskatellersalbei, 70 ml Johanniskrautöl
Anwendung: Die Zutaten mischen und damit den Körper einreiben.
Zutaten: 10 Tropfen Rosenholz, 12 Tropfen Rosmarin, 3 Tropfen Rose, 100 ml Weizenkeimöl
Anwendung: Die Zutaten gründlich vermischen und vor der Anwendung noch einmal durchschütteln. Morgens nach der Dusche oder dem Bad den ganzen Körper damit einreiben.
Zutaten: 10 Tropfen Zypresse, 14 Tropfen Salbei, 16 Tropfen Lavendel, 100 ml Sojaöl
Anwendung: Die Zutaten gründlich vermischen und regelmäßig als Körperöl verwenden.
Tipp: Tragen Sie nur Kleidung aus Naturstoffen!

Das frisch-fruchtige, zitronenartig duftende Litseaöl wird aus den Früchten des in China wachsenden May-Chang-Baums gewonnen. Es wirkt erfrischend, tonisierend und antiseptisch. Deshalb ist das Öl beispielsweise auch als Saunaaufguss sehr beliebt.

> Mäßiger Weingenuss kann erotisierend, stimulierend und stärkend wirken. Kerzenlicht, leise Musik und funkelnder Wein im Glas sind seit den Anfängen der menschlichen Kultur die am meisten Erfolg versprechenden Aphrodisiaka. Allerdings kommt es auch hier auf die Dosis an. Größere Mengen bewirken das Gegenteil.

▶ **Badezusatz**

Zutaten: je 3 Tropfen Nadelholz (Kiefer/Fichte), Limette, Zypresse und Muskatellersalbei, 100 ml Sahne

Anwendung: Die Öle in der Sahne auflösen und in ein mäßig warmes Vollbad (höchstens 36 °C) geben. Badezeit: 5 bis 10 Minuten.

Sexuelle Unlust

▶ **Körpermassage**

Zutaten: siehe nachfolgende diverse Mischungen

Anwendung: In 50 Milliliter Mandel- oder Jojobaöl die ausgewählten Öle träufeln, gründlich mischen und damit den Partner massieren.

Amore: 4 Tropfen Jasmin, 3 Tropfen Zypresse, je 2 Tropfen Ylang-Ylang, Palmarosa und Benzoe

Love: je 1 Tropfen Ingwer und Zimt, 4 Tropfen Kardamom, 5 Tropfen Bergamotte, 6 Tropfen Sandelholz

Rendezvouz: je 3 Tropfen Neroli und Muskatellersalbei, 1 Tropfen Lavendel, 6 Tropfen Rosenholz

Hot affair: 7 Tropfen Rosenholz, 6 Tropfen Geranie, 3 Tropfen Koriander, 2 Tropfen Sandelholz, 1 Tropfen Jasmin

Sweety: 10 Tropfen Rosenholz, 5 Tropfen Muskatellersalbei, je 3 Tropfen Rose und Neroli

▶ **Luststeigernde Bäder**

Zutaten: siehe die nachfolgend genannten Mischungen

Anwendung: Die ätherischen Ölmischungen in jeweils 100 Milliliter Sahne auflösen und in 40 °C warmes Badewasser geben. Badezeit: 10 Minuten (nicht müde baden); anschließend kräftig abrubbeln.

Venus: je 4 Tropfen Muskatellersalbei und Bergamotte, 3 Tropfen Ylang-Ylang, je 2 Tropfen Jasmin und Vetiver

Aphrodite: je 2 Tropfen Jasmin und Neroli, je 3 Tropfen Palmarosa und Geranie, 6 Tropfen Rosenholz

Kleopatra: 6 Tropfen Sandelholz, je 3 Tropfen Zimt und Zeder, je 2 Tropfen Thymian und Zypresse

Nofretete: 4 Tropfen Ingwer, je 3 Tropfen Kardamom und Ylang-Ylang, 2 Tropfen Neroli

> ## Sinnliche Düfte beflügeln
>
> Diese Mischungen eignen sich zur Verdampfung in der Duftlampe, in einem Schälchen mit Wasser, das auf die sonnige Fensterbank oder auf die Heizung gestellt wird.
> Wenn Sie nur wenig Zeit haben: Schneller geht es, wenn Sie 1 Teil Duftmischung mit 2 Teilen Weingeist versetzen und dann mit dem Zerstäuber versprühen.
>
> ▶ **Hingabe:** 1 Tropfen Rose, je 2 Tropfen Ingwer und Sandelholz, je 3 Tropfen Geranie und Rosenholz
> ▶ **Erotik Flair:** 1 Tropfen Basilikum, je 3 Tropfen Sandelholz und Kardamom, 2 Tropfen Neroli
> ▶ **Sinneslust:** je 2 Tropfen Bergamotte und Rose, 1 Tropfen Ylang-Ylang
> ▶ **Liebesrausch:** 4 Tropfen Ylang-Ylang, 2 Tropfen Sandelholz, je 1 Tropfen Jasmin und Zypresse
> ▶ **Verzückung:** 1 Tropfen Neroli, je 3 Tropfen Rose und Sandelholz, 2 Tropfen Ylang-Ylang
> ▶ **Liebestraum:** je 2 Tropfen Jasmin und Ylang-Ylang, 4 Tropfen Muskatellersalbei
> ▶ **Orientalische Nächte:** je 1 Tropfen Zeder, Zypresse und Ingwer, je 2 Tropfen Vetiver und Sandelholz
> ▶ **Zärtliche Stunden:** je 2 Tropfen Kardamom und Rose, je 1 Tropfen Zimt und Rosenholz
> ▶ **Liebesverlangen:** je 2 Tropfen Pfeffer und Neroli, je 1 Tropfen Bergamotte, Jasmin und Geranie
> ▶ **Taigamelodie:** je 2 Tropfen Kümmel, Muskatellersalbei, Palmarosa und Rose, 1 Tropfen Weißbirke

Helena: je 4 Tropfen Zypresse und Rosenholz, je 3 Tropfen Geranie und Palmarosa, 1 Tropfen Basilikum
Margitta: 6 Tropfen Rose, 4 Tropfen Neroli, je 2 Tropfen Petitgrain und Lavendel, je 1 Tropfen Jasmin und Basilikum

Sodbrennen

▶ **Bauchmassage**
Zutaten: je 6 Tropfen Kardamom, schwarzer Pfeffer, 70 ml Olivenöl
Anwendung: Alle Zutaten gründlich mischen und damit den Bauch sanft massieren, am besten im Uhrzeigersinn kreisend, mit leichtem Druck beider Handflächen.

Versuchen Sie es doch einmal mit einem »Heilerdecocktail« gegen Sodbrennen. Verrühren Sie dazu 1 Teelöffel Heilerde (für den innerlichen Gebrauch) mit 1/4 Liter Leitungswasser, und trinken Sie die Mischung. Außerdem sollten Sie fette Speisen meiden und nicht zu enge Kleidung tragen.

Sonnenbrand

▶ **Direkte Anwendung**

Zutaten: 5–10 Tropfen Lavendel oder Teebaum

Anwendung: Je nach Größe der verbrannten Fläche 5 bis 10 Tropfen (bei Bedarf auch mehr) auf die betroffenen Stellen mit der Hand oder mit einem Wattebausch auftragen. Oder aufträufeln und mit einem Eiswürfel verteilen (lindert sehr gut die Schmerzen).

▶ **Zum Aufsprühen**

Zutaten: 10–20 Tropfen Lavendel

Anwendung: Kaltes Wasser in einen Zerstäuber füllen und das Lavendelöl zugeben. Kräftig durchschütteln und auf die Haut sprühen.

▶ **Sonnenbrandlotion**

1. *Zutaten:* 20 Tropfen Teebaum, 100 ml Olivenöl

2. *Zutaten:* 15 Tropfen Lavendel, 5 Tropfen Teebaum, 100 ml süßes Mandelöl

Anwendung: Die Zutaten der ausgewählten Rezeptur vermischen und mehrfach täglich auftragen.

Bei leichtem Sonnenbrand viel trinken und Quark auflegen. Dazu ein mehrfach gefaltetes Leinen- oder Baumwolltuch, etwas größer als die verbrannte Fläche, mit kaltem Quark bestreichen; 2-mal pro Tag auflegen und entfernen, wenn sich die Auflage erwärmt.

Soormykose

Siehe auch Candidainfektionen, Seite 20f.

Stress

▶ **Massage**

1. *Zutaten:* je 4 Tropfen Benzoe und Bergamotte, 3 Tropfen Jasmin, je 2 Tropfen Hopfen und Majoran, 100 ml Mandelöl

2. *Zutaten:* 6 Tropfen Rosenholz, je 3 Tropfen Neroli, Bergamotte und Angelika, 50 ml Mandelöl

Anwendung: Öle je nach Rezeptur mischen für eine besänftigende und entspannende Gesichts- und Körpermassage.

▶ **Badezusatz**

Zutaten: je 2 Tropfen Zeder und Hopfen, je 3 Tropfen Jasmin und Bergamotte, 4 Tropfen Benzoe, 100 ml Sahne

Anwendung: Öle in der Sahne auflösen und in das 38 °C warme Badewasser geben. Badezeit: 10 bis 12 Minuten.

▶ **Aromatherapie**

1. Zutaten: je 4 Tropfen Zypresse, Zitronenmelisse und Jasmin, 2 Tropfen Hopfen, 3 Tropfen Benzoe, 6 Tropfen Bergamotte
2. Zutaten: je 4 Tropfen Petitgrain und Lavendel, je 2 Tropfen Geranie und Zeder
Anwendung: In einem Braunglasfläschchen mischen und 7 Tropfen der jeweiligen Mischung in der Duftlampe oder in einem Schälchen mit Wasser auf dem Stövchen, der sonnenwarmen Fensterbank oder der Heizung verdampfen. Oder mit dem Zerstäuber (im Verhältnis 1:2 mit 70- bis 95%igem Weingeist vermischt) versprühen.

Was sonst noch hilft

Auch gegen Stress ist (ein Glas) Wein gewachsen. In meditativen Pausen, verteilt auf den ganzen Tag, 1/8 Liter Wein langsam und genießerisch trinken, am besten den jeweiligen Lieblingswein. Wobei grundsätzlich gilt, dass Weißweine eher anregend wirken, Rotweine stärker dämpfen und beruhigen.

Trockene Haut

Siehe auch Hautpflege allgemein, Seite 36f.

▶ **Einreibung**

Zutaten: je 4 Tropfen Jasmin, Kamille und Sandelholz, 70 ml Johanniskraut- oder süßes Mandelöl
Anwendung: Die Zutaten gründlich vermischen und die Haut an besonders trockenen Stellen damit öfter einreiben.

▶ **Badezusatz**

Zutaten: je 4 Tropfen Jasmin, Kamille und Sandelholz, 100 ml Sahne
Anwendung: Öle in der Sahne verrühren und in ein nicht zu warmes Vollbad (36 bis 38 °C) geben. Badezeit: 15 Minuten.
Tipp: Speziell gegen Falten und zur Zellerneuerung sollten Sie Duftöle der Sorten Neroli und Patschuli verwenden.

Milde Weißweine empfehlen sich für den Stressabbau am Tag. Geeignet sind Chardonnay aus Frankreich, Österreich oder Italien, Weißburgunder aus Deutschland und der Schweiz. Auch trocken ausgebaute Spätlesen, die sehr gehaltvoll sein können, sind gute Stresslöser. Am Abend empfehlen sich die französischen Roten aus Cabernet-Franc-Trauben, Bordeaux, aber auch Ahr-Burgunder aus Deutschland oder die raren fränkischen Rotweine.

Übelkeit

▶ **Aromatherapie**
Zutaten: je 1 Tropfen Fenchel, Kamille, Lavendel, Pfefferminze und Zitronenmelisse
Anwendung: In der Duftlampe oder in einem Schälchen Wasser auf dem Stövchen, der sonnig-warmen Fensterbank oder der Heizung verdampfen. Eventuell auch mit dem Zerstäuber (im Verhältnis 1:2 mit 70- bis 95%igem Weingeist versetzt) versprühen.

▶ **Massage**
Zutaten: 5 Tropfen Mandarine, 3 Tropfen Bergamotte, je 2 Tropfen Grapefruit und Sandelholz, 100 ml Oliven- oder Sojaöl
Anwendung: Zutaten gründlich mischen und zur Arm- und Körpermassage einsetzen.

Vegetative Dystonie

Siehe auch depressive Verstimmungen, Seite 21f.

▶ **Aromatherapie**
Zutaten: 3 Tropfen Angelika
Anwendung: Das Öl in der Duftlampe oder in einem Schälchen mit Wasser auf dem Stövchen, der sonnig-warmen Fensterbank oder der Heizung verdampfen.

▶ **Badezusatz**
1. Zutaten: 6 Tropfen Bergamotte, 3 Tropfen Lavendel, je 2 Tropfen Geranie und Angelika, 1 EL Honig
2. Zutaten: je 3 Tropfen Basilikum, Kardamom, Pfefferminze, Muskatellersalbei, Vetiver und Jasmin, 100 ml Sahne
Anwendung: Je nach Rezept Öle in Honig oder Sahne auflösen, in das 38 bis 40 °C warme Badewasser geben. Badezeit: 15 Minuten.

Verbrennungen

Siehe auch Brandwunden, Seite 18

Nichts kann Depressionen so eindrucksvoll lindern wie Neroli, das Öl der Bitterorangenblüten. Leider ist es nicht gerade billig, denn für ein Kilogramm ätherisches Öl werden ungefähr 1000 Kilogramm Blüten benötigt. Der blumige Duft wirkt stark beruhigend und vertreibt negative Gedanken.

Entspannung mit dem großen Ypsilon

Diese Entspannungsmethode tut Körper und Seele gleich gut. Bei häufigen Spannungszuständen sollten Sie sie mehrmals wöchentlich durchführen.

▶ Sie brauchen ein Dinkelkissen (Sitzkissen), drei Kirschsteinsäckchen (die Kissen und Säckchen gibt es z. B. im Reformhaus) oder zwei Kirschsteinsäckchen und ein Frotteehandtuch.

▶ Zwei Kirschsteinsäckchen im Backofen (oder in der Mikrowelle) auf ca. 120 °C erwärmen.

▶ Ein drittes Säckchen oder ein auf etwa die gleiche Größe gefaltetes Frotteehandtuch kurz in der Gefriertruhe oder im Kühlschrank auf etwa 8 bis 10 °C abkühlen.

▶ Das Dinkelkissen auf den Boden (fester Untergrund) legen. Die zwei heißen Kirschsteinsäckchen in Y-Form vor dem Dinkelkissen anordnen. Das kühle Säckchen oder Frotteetuch auf die aufsteigende Y-Linie legen.

▶ Nun mit der Hüfte bäuchlings auf das Dinkelkissen legen, der Kopf kommt mit der Stirn auf dem kühlen Säckchen oder dem kühlen Frotteetuch zu liegen, die Hände und Armgelenke auf den heißen Kirschsteinsäckchen (die Hände nach unten).

▶ Den Körper jetzt völlig entspannen, der »Erde entgegenfallen«. Langsam und tief atmen. Augen schließen. Die Beine sollten leicht gespreizt sein und mit den Innenknöcheln auf dem Boden liegen. Die Muskeln entspannen sich, der Körper wird von den Y-Punkten allein getragen.

▶ Dem Körper gehört die gesamte Aufmerksamkeit. Er verschmilzt mit dem Boden, das ganze Wesen verströmt sich in die Erde unter sich und leitet alle Spannungen dorthin ab.

▶ Anfangs für 5 Minuten liegen bleiben, später auf 7 bis 12 Minuten steigern.

▶ Vor dem Aufstehen als erstes die Knie abwinkeln, Füße nach oben, leicht baumeln lassen und strampeln. Dann den Oberkörper langsam hochstemmen, Arme strecken. Nach 1 Minute aufstehen.

Rückenschmerzen und Verspannungen im Nacken- und Schulterbereich entstehen häufig durch Einsamkeit und einem Mangel an Liebe und Zuneigung. Versuchen Sie daher, mit Menschen in Kontakt zu bleiben – im (Sport-) Verein, mit Nachbarn, alten Freunden oder Verwandten.

Verspannungen

▶ **Aromatherapie**
Zutaten: 2 Tropfen Vetiver, je 1 Tropfen Jasmin und Neroli, 3 Tropfen Zitrone

Anwendung: In der Duftlampe oder in einem Schälchen mit Wasser auf der sonnigen Fensterbank oder auf der Heizung verdampfen.

▶ **Entspannendes Vollbad**

Zutaten: 3 Tropfen Myrrhe, 6 Tropfen Kamille, 2 Tropfen Rosmarin, 5 Tropfen Lavendel, 1 EL Honig

Anwendung: Alle Öle gründlich mit dem Honig verrühren und ins 38 bis 40 °C warme Badewasser geben. Die Badezeit sollte nicht mehr als 12 bis 15 Minuten betragen.

▶ **Massage**

Zutaten: 4 Tropfen Litsea, 2 Tropfen Rose, je 6 Tropfen Lavendel, Palmarosa und Zeder, 70 ml Johanniskrautöl

Anwendung: Alle Zutaten gründlich vermischen und für die Körpermassage verwenden.

Verstauchungen

▶ **Auflage**

Zutaten: je 8 Tropfen Majoran, schwarzer Pfeffer, Lavendel und Kamille, 100 ml Pfefferminzhydrolat

Anwendung: Die Öle mit dem Hydrolat mischen. Ein mehrfach gefaltetes Baumwolltuch mit Eiswasser tränken, auswringen, die ätherische Mischung aufträufeln und auflegen. Bei Erwärmung erneuern.

Was sonst noch hilft

Bei Verstauchungen kann es zu Blutergüssen und Schwellungen kommen. Deshalb sofort eiskalte Kirschsteinsäckchen aus dem Gefrierfach auflegen. Zur Wirkungsverstärkung ein mit kaltem Wasser getränktes Tuch unterlegen (das Wasser eventuell zu 1/4 mit Spiritus oder Weingeist mischen).

Verstopfung

▶ **Bauchmassage**

Zutaten: je 8 Tropfen schwarzer Pfeffer, Majoran und Estragon, 50 ml Olivenöl

---

Rund 22 Millionen Deutsche leiden an Verstopfung. Schuld daran sind vor allem Bewegungsmangel, aber auch eine einseitige Ernährung oder ein Zuviel an unverdünnten Obst- und Gemüsesäften. Für den Darm ist es besser, die ganzen Früchte wegen ihrer reichhaltigen gesunden Ballaststoffe zu sich zu nehmen.

Anwendung: Die Zutaten gründlich vermischen und zur Bauchmassage (kreisend mit etwas Druck) einsetzen.

Warzen

▶ **Direkte Anwendung**

Zutaten: 1–2 Tropfen Teebaum oder Manuka
Anwendung: Das Öl pur auftragen, leicht einmassieren. Konsequent mehrmals am Tag einige Wochen lang durchführen. Warzenentfernung braucht vor allem Geduld.

Weißfluss

▶ **Waschlotion**

Zutaten: je 2–3 Tropfen Bergamotte, Lavendel, Myrrhe, Sandelholz und Manuka, 1–3 EL Sahne
Anwendung: Die Öle in der Sahne auflösen und zur intensiven Unterleibswäsche in Bad und Dusche verwenden. Wassertemperatur: 38 °C. Badezeit: etwa 10 Minuten.

Windpocken

▶ **Auflage**

Zutaten: je 6 Tropfen Lavendel, Bergamotte und Manuka, 100 ml Jojobaöl
Anwendung: Zutaten mischen, auf ein dünnes Tuch geben und auflegen, mit trockenem Tuch abdecken. 2 Stunden lang einwirken lassen.

▶ **Vollbad**

Zutaten: je 6 Tropfen Lavendel, Bergamotte, Manuka, 100 ml Sahne
Anwendung: Öle in der Sahne auflösen und in das mäßig warme Badewasser (36 bis 38 °C) geben. Badezeit: 10 Minuten.

> **Im Spätstadium von Windpocken und zur Beschleunigung der Heilung der Bläschen ist eine Tupflotion aus 6 Tropfen Teebaum, je 10 Tropfen Bergamotte, Kamille und Lavendel sowie 50 Milliliter Haselnussöl sehr hilfreich. Vor Gebrauch sollte die Mischung immer gut durchgeschüttelt werden.**

Zahnfleischentzündung

Siehe auch Parodontose, Seite 68f.

Zahnschmerzen

▶ **Direkte Anwendung**
Zutaten: einige Tropfen Teebaum oder Manuka
Anwendung: Pur auf die schmerzenden Bereiche auftupfen, die Umgebung damit massieren, ausspucken.

Was sonst noch hilft
Sofort ein Kirschsteinsäckchen aus dem Gefrierfach auf die Backe legen. Wenn die Kälteanwendung nichts hilft, kann eine Reizung der Nerven vorliegen. In diesem Fall das Kirschsteinsäckchen auf ca. 80 °C erwärmen und auf den schmerzenden Bereich drücken. Zur Verstärkung: 1 Zwiebel klein schneiden, in einen Fingerling (Apotheke) stopfen und das Säckchen hinters Ohr legen, dann das kalte oder wärmende Kissen darüber. Eine schmerzstillende Wirkung hat auch eine Zwiebelscheibe zwischen Backe und Schmerzstelle.

Zellulite

▶ **Massage**
Zutaten: je 3 Tropfen Fenchel, Geranie und Wacholder, 50 ml neutrales Hautöl
Anwendung: Die Öle gründlich mischen, täglich mehrfach damit sanft die betroffenen Stellen massieren.

▶ **Spezialmassage mit Jojobaöl**
Zutaten: 10 Tropfen Grapefruit, je 5 Tropfen Zypresse und Rosmarin, 3 Tropfen Ingwer, 100 ml Jojobaöl
Anwendung: Alle Zutaten mischen und mehrmals täglich einmassieren. Unterstützend wirken Bürstenmassagen, viel Bewegung und reichliches Trinken.

▶ **Badezusatz**
Zutaten: je 4 Tropfen Vetiver, Ringelblume, Wacholder und Geranie, 100 ml Sahne
Anwendung: Die Öle in der Sahne auflösen und ins Badewasser geben. Wassertemperatur: 32 bis 34 °C. Badezeit: 10 Minuten.

Wacholdersträucher sind seit der Antike sagenumwobene Gewächse. Die Germanen vertrieben damit böse Geister, im Mittelalter schützte der Rauch aus dem Verbrennen der Zweige vor Pest, und heute schätzt man die starke Reinigungs- und Entgiftungskraft der ätherischen Öle aus der Wacholderbeere, besonders bei Zellulite.

Über den Autor
Hans Wagner hat Landwirtschaft studiert und ist heute Journalist. Seit 20 Jahren beschäftigt er sich mit der Wiederentdeckung von traditionellem medizinischem Wissen und bewährten Hausmitteln. Er ist Autor zahlreicher Bücher und Beiträge in Zeitschriften und Fachblättern mit den Schwerpunkten Natur- und alternative Medizin, Ernährung sowie Verbesserung der Lebensqualität.

Leser- und Bestellservice
Heil- und Duftstoffe aus der Natur. Galerie fit & gesund – Der Gesundheitsladen, Mittelweg 19, 20148 Hamburg, Tel./Fax 0 40/4 10 65 19

Literatur
Bulla, Gisela: Natürliche Heilung durch Aromatherapie. Südwest Verlag. 4. Auflage, München 1997
Kluge, Heidelore: Durch Teebaumöl gesund und schön. Südwest Verlag. 16. Auflage, München 1997
Krähmer Barbara: Natürlich heilen und pflegen mit Rosenöl. Ludwig Verlag. München 1998
Kraus, Michael: Ätherische Öle für Körper, Geist und Seele. Verlag Simon & Wahl. Egweil 1996
Lawless Dr., Julia: Die illustrierte Enzyklopädie der Aromaöle. Scherz Verlag. München 1996
Meidinger, Werner: Natürlich gesund mit Nachtkerzenöl. Ludwig Verlag. München 1998
Samel, Gerti: Gesund und schön mit Lavendel. Ludwig Verlag. München 1998
Schaubelt, Kurt/Pütz, Jean (Hrsg.): Neue Aromatherapie. vgs. Köln 1995
Schleicher Dr. med., Peter: Natürlich heilen mit Schwarzkümmel. Südwest Verlag. 8. Auflage, München 1997
Wagner, Hans: Wein – Heilkraft der Natur. Ludwig Verlag. München 1998

Hinweis
Das vorliegende Buch ist sorgfältig erarbeitet worden. Dennoch erfolgen alle Angaben ohne Gewähr. Weder Autor noch Verlag können für eventuelle Nachteile oder Schäden, die aus den im Buch gemachten praktischen Hinweisen resultieren, eine Haftung übernehmen.

Bildnachweis
Bilderberg, Hamburg: U4 (Wolfgang Volz); Botanik-Bildarchiv Laux, Biberach a. d. Riß: 32, 72; IFA-Bilderteam, München: 85 (R. Maier); Südwest Verlag, München: Titel/Fond + Einklinker (Matthias Tunger), 1, 20 (Karl Newedel), 4, 14, 54, 63 (Michael Nagy), 70 (Christian Kargl); Tim Low, Australien: 8

Impressum
© 1998 W. Ludwig Buchverlag GmbH in der Verlagshaus Goethestraße GmbH & Co. KG, München
Alle Rechte vorbehalten. Nachdruck – auch auszugsweise – nur mit Genehmigung des Verlags.

Redaktion:
Dr. Marion Onodi, Barbara Bredl

Projektleitung:
Nicola von Otto

Redaktionsleitung und medizinische Fachberatung:
Dr. med. Christiane Lentz

Bildredaktion:
Ute Schoenenburg

Produktion:
Manfred Metzger

Umschlag:
Till Eiden

Layout:
Wolfgang Lehner

DTP/Satz:
Der Buch*macher*
Arthur Lenner, München

Druck:
Weber Offset, München

Bindung:
R. Oldenbourg, München

Printed in Germany

Gedruckt auf chlor- und säurearmem Papier

ISBN 3-7787-3712-0

Register

Akupressur 47f.
Antischuppen-Ölpackung 81
Antivirenöl 38
Anwendungen
– direkte 8, 15, 18f., 25, 29ff., 33, 36, 38, 42f., 45, 57f., 61f., 69ff., 79, 85, 88, 93
– innerliche 14, 19, 22ff., 26, 37, 39ff., 44, 55, 66, 71
Apfelessigkur 82
Aromatherapie 9f., 19, 21, 24, 32, 39, 42, 45, 47, 50, 53, 55f., 58, 60, 63f., 73, 76, 78, 80, 84, 89ff.
Auflagen 12, 15f., 18, 29, 31, 42, 44, 48f., 55f., 60, 63, 68, 71f., 76, 93

Bäder 10ff., 30, 38, 86, 92
Badezusätze 8f., 11, 15, 20ff., 28ff., 35f., 41, 44, 60, 62, 64, 66, 69, 71, 73ff., 78, 81f., 86, 88ff., 94
Bauchmassage 14, 40, 44, 50f., 54, 69, 84, 87, 92
Beinmassage 13f., 48, 67
Beinwickel 48
Bockshornkleeauflage 61

Creme, lindernde 48

Desinfektionsbad 49
Dinkelkissen 48, 56, 91
Duft aus dem Taschentuch 19
Düfte, sinnliche 87
Duschbad, belebendes 17, 58
Duschgel 43
Duschzusätze 15

Eibischtee 20
Einreibungen 16, 19, 23, 26, 29, 37, 40ff., 48ff., 53, 56, 60, 62f., 66f., 69f., 73f., 77, 83ff., 89
Entspannungsbad 17, 55

Feuchtigkeitscreme 35
Fieber senken 26
Fingerbad 61
Fußbad 30
Fußmassage 13, 67

Ganzkörpermassage 25
Gesichtsdampfbad 8f., 71
Gesichtsöl 36, 65, 83
Gesichtswasser 35
Gurgelmittel 26, 34, 53, 59, 68

Haarkräftigung 33
Haarlotion 51
Haarwasser 51
Halswickel, kalter 53
Handmassage 25
Hautpflege 15, 36, 71
Heilöl 35, 79f.

Inhalationen 9, 11, 19, 26, 35, 37, 40, 52f., 62, 73, 80, 84
Insektenöl 42

Johanniskrauttee 22, 55

Kirschsteinsäckchen 56, 91
Kissentherapie 56
Konzentrationsbad 46
Kopfhautpflege 33, 83
Kopfmassage 25, 43, 47, 56f.
Körperöl 65
Krätzecreme 49
Krätzesalbe 50
Kräuterkur 82
Kur
– mit Nachtkerzenöl 82
– zur Harmonisierung des Immunsystems 9

Linderungsbad 42
Lotion
– bei Haarausfall 34
– heilende 38

Massagen 10f., 13, 16, 18, 22ff., 27ff., 31, 34, 36, 39, 42f., 46f., 60, 64, 69, 73, 76, 78, 80ff., 86, 88, 90, 92, 94
Massageöl 65
Meerrettichauflage 74
Mundspülung 37, 59, 68f.

Nachtkerzentee 55
Nasenöl 27, 62

Ohrentropfen 57
Ohrmassage 45
Öl für die Nacht 75
Ölbad, warmes 61
Öle, ätherische
– Anwendung/Umgang 5
– Einkauf/Lagerung 4
– Warnhinweise 6
– Wirkung 7
Öle, naturreine 4
Ölkur 21

Pestwurztee 55

Regulierung des Fetthaushalts 33
Revitalisierung bei Haarproblemen 33
Rheumahemd nach Pfarrer Kneipp 74

Schleimhautbehandlung bei Scheidenpilz 77
Schnuppermischung, vorbeugende 32
Shampoo gegen Haarausfall 34
Sitzbad 20, 34, 77
Sonnenbrandlotion 88
Sonnentautee mit Thymian 20
Spezialcreme 37, 75
Spezialpflege, innerliche 36
Spülungen 12, 38
Stärkung von innen 9
Stimmungsmassage 22
Straffungsmassage 28

Tampon 21
Teebaumshampoo 51
Teufelskrallentee 74

Umschläge 8, 11, 42, 48
Unterleibsmassage 16

Veilchenteeauflage 31
Vollbäder 10, 12, 18, 20, 27f., 45, 47, 67, 93

Wadenwickel 29
Waschlotion 93
Waschmittelzusatz 9, 49
Waschungen 53
Waschzusatz 8, 28
Wattebausch für das Ohr 68